超実践！ CD-ROM付き
「明日から」すぐに使える
保育園の健康教育

保育園における健康教育の重要性

文京学院大学人間学部
児童発達学科　須藤　佐知子

[保育園における健康教育]
　保育所保育指針（平成29年告示）では、健康及び安全について、子どもの生命の保持と健やかな生活が基本であるとし、一人ひとりと集団の健康の保持増進と安全の確保、自らの体や健康に関心を持ち、心身の機能を高めていくことが明記されています。
　保育園における健康教育は、子どもの基本的生活習慣や健康的な生活習慣の獲得を支援することによって、個人と集団の健康増進に努めることと言えます。健康教育の内容は、乳幼児の成長発達に応じて、基本的生活習慣の習得を促し、生命の大切さや体の仕組みなども伝えること。そして、保育園における健康教育の目的は、子ども自身が健康で安全な行動がとれるように、家庭と連携し支援することと言えるでしょう。

[保育園を利用する家庭の背景]
　近年の乳幼児が生活する家庭環境は、核家族化・少子化・都市化が進み、地域との関係も希薄になっています。また、自分の子どもを産むまで小さな子どもを世話する経験がない母親が増え、子どもとの関わり方に迷いや、育児に自信が持てないなどの育児困難感や不安感が増加しています。さらに、保護者の精神的問題や虐待、ひとり親家庭などの保護者への育児支援が求められています。同時に、親子で家庭で過ごす時間が減少し、子どもにふさわしい生活リズムで過ごすことが難しい環境は容易に想像できます。そのため、家庭の中で子どもが生活習慣を習得することが難しいことや、子どもに適した生活習慣をどのように教えたらいいか分からない保護者が多くなっているのではないでしょうか。

[保護者への健康教育]
　保育園を利用する保護者への健康教育の時間を設けることは、就労などにより難しいかもしれません。しかし、年に数回実施される保護者会や保健だより等の活用もできるでしょう。個別対応になりますが、送迎時や連絡帳も利用可能です。宮城ら（2009）によると、子どもが保育園で受けた健康教育を保護者へ情報伝達し、それによって保護者の認識が拡大した結果が述べられています。たとえ保護者へ直接の健康教育の場が提供できなくても、子どもを通しての間接的な手段も有効です。また、事前又は事後の保健だよりやクラスだより等で保護者宛に情報提供することで保護者の健康教育への関心を引き出し、子どもとのコミュニケーションにより家庭内での健康教育の機会の提供になりうるでしょう。

[保育者の意識]
　子どもと共に過ごす保育者は、保護者と同様に子どもにとっては、習慣形成のため

のモデルです。保育者は子どもの発達状況に応じた生活習慣を意識し、子どもが好ましい行動をとれるように保健行動をとることが重要です。保育園生活そのものが、生活習慣の獲得の場であり、健康教育の実践の場なのです。保育者であれば、健康教育は誰でも行えることが理想です。そして、保育士の担当分野・看護職の担当分野・栄養士の担当分野が重なり合う部分もあります。それぞれの専門性を活かし、子どもの発達や年齢、季節や感染症発生状況等を考慮し、健康教育の実践ができることが望ましいと考えます。

[看護職による健康教育]
　健康教育の対象の子どもの現状（成育歴や身体の状況、生活習慣の獲得状況、クラスの特徴等）を把握し、保育園を取り巻く環境（地域性、家庭生活の状況）を考慮し、どのような子どもに育ってほしいかを考え、健康教育の年間計画を立案しましょう。計画の立案には、看護職の立場で保健的配慮も加え、保育士が作成する指導計画と連動させます。そして、計画は担任保育士と共有します。
　使用する教材は、対象の子どもの発達段階に合わせて工夫し理解しやすいものにすること、子どもの興味関心を引くように工夫することが大切です。教材は、例えば消化吸収のメカニズムを教えるために、小人が登場し消化液を出すものや小人が栄養分を吸収するものがあります。子どもが理解しやすいように登場させていますが、健康教育は科学的根拠に基づいた教育を計画することが望まれます。保育園に常駐している唯一の医療職として、正確な情報を基にした教材を提供し、科学的根拠に基づいた内容で教育することが重要であると考えます。
　また、健康教育の実施前後の記録をし、実践を分析し評価することが重要です。実施後の子どもの状況を確認し評価することで、次回に向けて計画の修正や改善が可能となります。職員会議等でも健康教育の取り組みについての情報の共有化を図りましょう。

[看護職が取り組む健康教育の例から～体の仕組み・生命の大切さ～]
　3歳頃になると周囲への興味関心が高くなり「なんでうんちがでるの？」「どうしておしっこがでるの？」などの質問が多くなります。家庭や保育園で、こういった機会を逃さずに体の名称や仕組みを教えると、子どもは「そうだったのか」と納得します。日常のあらゆる場面で、年齢や発達に応じ、知識や情報を教えるのではなく、実感する経験を積み重ねることが大切です。
　また、保育園には、園児の弟や妹を妊娠している保護者がいる場合もあります。「赤ちゃんはどこからくるの？」「どうやって生まれるの？」など、子どもの質問に丁寧に答えることが、体の仕組みを教えることになり、生命の大切さを教える性教育であると考えます。妊娠している職員や保護者の参加が可能であれば、母親の気持ちや家族の様子等を子どもに直接お話ししてもらうこともいいでしょう。子どもが「自分は母親や周囲の家族の中で大切に育てられてきた」ことや「家族の中で大切な存在である」ことを感じ取ることができれば、自分はかけがえのない存在なのだという、自己肯定感を育てることに繋がります。

[健康的な生活習慣の獲得に大事な乳幼児期]

　保育園に通う乳幼児期の子どもたちは、保護者や保育者に守られて生活しています。保育園を卒園し学童期になると、自ら意思決定や行動選択をしていけるよう転換期へと移行します。さらに思春期は、友達や周囲からの影響を受けやすく、また家庭外で過ごす時間が増加し、コンビニエンスストアなどで手軽に食べ物等の入手が可能になり、生活習慣の自己管理が要求される時期です。青年期は、身体的な予備力が高いため、好ましい生活習慣の影響が表れにくく、健康に対する意識は低いと言われています。ですから、健康的な生活習慣の獲得には、個人の生活習慣が確立されてしまう成人期よりも小児期、しかも乳幼児期が重要なのです。

　将来にわたる健康的な生活習慣の基盤を作る乳幼児期に、保育園で健康教育に取り組むことは、とても重要であると考えます。

1）宮城由美子他．保育園における健康保健に対する保護者のニーズ．『保育と保健．第15巻第1号』p43-49．2009年

目次

保育園における健康教育の重要性 ……………………………………… 2

CD-ROMについて ……………………………………………………… 17

本書の使い方 …………………………………………………………… 18

健康教育の準備 …………………………………………… 21

年間保健計画における健康教育 …………………………………… 22
　　年間保健計画（例）〈幼児〉

年齢別　健康教育のねらい ………………………………………… 26

目的・ねらいの設定と指導案の書き方 …………………………… 28
　　① 目的の設定
　　② ねらいの設定
　　③ 指導案の書き方
　　CD　指導案フォーマット

指導後の評価 ……………………………………………………………………… 30
- CD 実施報告　評価フォーマット
- CD 実施評価表

他職種との連携 ………………………………………………………………… 31

教材の作り方 …………………………………………………………………… 32
① 紙芝居
② パネルシアター
③ エプロンシアター
④ ペープサート
⑤ パワーポイント
⑥ 造形
⑦ さいごに

絵本を使っての健康教育 ……………………………………………………… 36
健康教育　絵本・紙芝居などの紹介 ……………………………………… 37

第1期（4～6月） ……………………………………… 43

4月

げんきかるた ……………………………………………………………… 44

🆑 げんきかるた

睡眠時の事故予防　職員に向けて ……… 48

　① 研修の時期と方法

　② 職員研修の内容

　③ その他

　🆑 睡眠時の事故予防　配布資料

防災安全①
「災害から身を守る」 ……… 52

防災安全②
「防災ポーズ」 ……… 54

　★ コラム：「安全計画における訓練効果」 ……… 55

防犯安全③「いかのおすし」 ……… 56

　🆑 「いかのおすし」パネル用イラスト

5月

手洗い①
「ご飯の前は、手を洗おう」 ……… 58

　★ コラム：混合保育（異年齢保育）での健康教育 ……… 59

手洗い②
「手には、ばい菌がいっぱい！」 ……………………………………………… 60

手洗い③
「虫めがねでみえるかな？」 ………………………………………………… 62

手洗い④
「ばい菌　バイバイ」 ………………………………………………………… 64

手洗い⑤
「ていねいに洗おう！」 ……………………………………………………… 66

手洗い⑥
「ピカピカの手になろう」 …………………………………………………… 69
　　★ コラム：２歳児の手洗い ……………………………………………… 70

うがい「口の中をきれいにしよう」 …………………………………………… 71
　　CD　「うがいのおはなし」パネル用イラスト

鼻のかみ方 ………………………………………………………………………… 74
　　CD　「鼻のかみ方」パネル用イラスト

- CD 「鼻のかみ方クイズ」パネル用イラスト
- ★ コラム：鼻のかみ方の前に ……………………………………………………… 79

トイレの使い方「正しく使おう！　みんなのトイレ」 ….. 80

- CD 「和式トイレのつかいかた」パネル用イラスト

事故防止「あぶない！　がわかるよ」 ……………………… 86

6月

むし歯①
「どうしてむし歯になるの？」 ………………………………………………… 89

むし歯②
「おたより」保護者に向けて ……………………………………………………… 93

- CD おたより「歯のはなし」
- CD おたより「むし歯にならない食べ方」

むし歯③
「おさとう　いくつぶん」 ……………………………………………………………… 96

- CD 「おさとう　いくつぶん」カード用イラスト
- ★ コラム：毎日の歯みがきタイム ……………………………………………… 99
- ★ コラム：2・3歳児のぶくぶくうがい ……………………………………… 99

歯みがき①
「0歳児」··· 100

歯みがき②
「1歳児」··· 101

歯みがき③
「2歳児」··· 102

歯みがき④
「3歳児」··· 103
　　CD 「歯ブラシの約束」パネル用イラスト
　　CD 「歯ブラシの持ち方」パネル用イラスト
　　CD 「3歳のはみがき」パネル用イラスト
　★ コラム：歯みがき指導は、ほっこりタイム ··· 105

歯みがき⑤
「4歳児」··· 106
　　CD 「4歳のはみがき」パネル用イラスト

歯みがき⑥
「5歳児」 …………………………………………………………… 108
- **CD** 「5歳のはみがき」パネル用イラスト
- **CD** 「第一臼歯のみがきかた」パネル用イラスト

歯みがき⑦
「6歳臼歯」（おとなのは） …………………………………… 111

歯みがき⑧
「染め出し」 ……………………………………………………… 114
- ★ コラム：「感染症流行時の歯みがき」 ………………………… 116
- ★ コラム：フッ素化合物（フッ化物配合歯磨き剤）によるむし歯予防 … 116

第2期（7～9月） …………………………………………… 117

7月

熱中症①
熱中症予防 ……………………………………………………… 118
- **CD** 「熱中症」パネルシアター用イラスト

熱中症②

保護者に向けて 120

- CD ほけんだより「熱中症とは」
- CD ほけんだより「夏バテって？」
- ★ コラム：暑さ指数って？ 122

応急手当「子どもの命を守ろう」 123

子どもの命を守ろう①
「気道異物」 125

子どもの命を守ろう②
「溺水」 127

プール①
楽しいプールあそび 130

- CD 「プールのおやくそく」紙芝居用イラスト
- ★ コラム：朝の洗顔 134

プール②
保護者に向けて 135

- CD ほけんだより「楽しいプールあそびのために」
- ★ コラム：「変化してきている保育園のプール水遊び」 135

9月

生活リズム 137
- 🆎 ほけんだより「朝ごはんのすすめ」
- 🆎 ほけんだより「早寝・早起きの話」

食べものの旅「うんちになるまで」 139

第3期（10〜12月） 141

10月

目 142

視力測定の練習 144
- 🆎 「しりょくけんさのれんしゅう」パネル用イラスト

視力測定の事前調査と練習　保護者に向けて 148
- ★ コラム：目 148

11月

かぜをひくしくみ 149
- 🆎 「かぜをひくしくみ」クイズ用イラスト

スキンケア 152

感染性胃腸炎　保護者に向けて 154

咳エチケット 157

12月

骨 160
 ★ コラム：健康教育のおもしろさ 161

インフルエンザ　職員に向けて 162
 CD インフルエンザクイズ　配布資料

第4期（1月〜3月） 165

1月

食品分類 166
 CD 「3つのいろのたべものれっしゃ」のぬりえ
 CD 「3色の役割」（赤・黄・緑）パネル用イラスト
 CD 「お弁当箱」と「具材」イラスト
 ★ コラム：多職種と連携した食育活動『食育』 167

2月

ケガの対応と血液について ……………………………… 171

冬の事故　保護者に向けて ……………………………… 175

小学校の生活リズム ……………………………………… 177
- 🅲🅳 「小学校の生活リズム」パネル用イラスト

3月

耳①
「もしもし聞こえるかな？」 …………………………… 180
- 🅲🅳 「耳のおやくそく」パネル用イラスト
- ★ コラム：耳 ………………………………………………… 182

耳②
「どこまで聞こえる？」 ………………………………… 183
- 🅲🅳 「耳の構造」パネル用イラスト
- 🅲🅳 「耳の大きさ」パネル用イラスト

からだの部位のなまえ …………………………………… 185
- 🅲🅳 「からだの部位のなまえ」パネル用イラスト

脳のはたらき「脳はたくさんお仕事してる！」 ……………… 187

プライベート・ゾーン …………………………………………… 189
　★ コラム：『性教育』＝『人権教育』 ………………………………… 190

いのちのはなし ………………………………………………… 191
　① 保護者への事前調査用紙の内容
　② 絵本を読みながら伝えている要点
　CD　「見守ってきた人」のパネル用イラスト
　★ コラム：保護者と一緒に〜事前アンケートのススメ …………… 197

スマホの影響　保護者に向けて ……………………………… 198
　CD　ほけんだより「子どもにスマートフォンやタブレットは早い!?」

索引 ……………………………………………………………… 199

東京保育士会保健部会のご案内 ……………………………… 203

東京保育士会（旧東社協保育士会）保健部会の主な活動
　………………………………………………………………………… 204

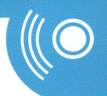

CD-ROMについて

本書およびCD-ROMは、保育園で行うべき健康教育にすぐに着手できるよう、書類のフォーマット、資料、パネルシアター等の教材で使用できるイラストなどをまとめました。CD-ROMに収録している書類や配布資料には、各健康指導ページに🆑のマークがあります。
また、CD-ROMの書類等には見本としての文章が入っていますが、各施設で使いやすくアレンジしてご使用ください。

各書類は以下のサイズで作成されています。印刷設定により、使いやすいサイズに変更してご使用ください。
・書類のフォーマット、資料……A4判（モノクロ）
・イラストレーション……A3判（カラー）

〈動作環境〉
・CD-ROMが読み込めるドライブを搭載したパソコンでご使用ください。
・以下で動作確認済み
　オペレーションシステム：Windows8〜
　アプリケーション：Microsoft Word（2010）〜/Adobe Acrobat Reader等

〈禁止事項および免責事項〉
・本書および本CD-ROMは、非営利での使用を目的にしています。収録されている書類、資料、イラスト等すべてを教育現場における健康教育以外での使用を禁じます。
・本CD-ROM内の書類、資料、イラストレーションを使用して資料等を配布する際の責任は各施設にあります。
・本書とCD-ROMを分離しての販売、配布、複製、貸与は営利・非営利を問わず禁止いたします。
・本書とCD-ROMの内容をインターネット等を利用して発信することを禁止いたします。
・本書およびCD-ROMに収録されたものの著作権および使用を許諾する権利は、本書の著者・『保育園の健康教育編集委員会』と赤ちゃんとママ社が有します。
・CD-ROMを使用した際に発生したいかなる障害および事故等について、弊社は一切の責任を負いません。

〈注意事項〉
・CDには指紋、汚れ、キズなどをつけないように使用してください。汚れたときは、やわらかい布で軽く拭き取ってください。直射日光が当たる場所や、高温・多湿の場所での使用および保管は避けてください。

本書の使い方

　東社協保育士会（現：東京保育士会）保健部会に参加する看護職たちで話しているなかで、
「健康教育をしたいけど、どこからはじめたらよいのかわからない」
「いつやればいいの？」
「園長先生に、行いたい健康教育をどう伝えてよいかわからない」
「健康教育が簡単にできる方法はないの？」
などの意見が多く出ました。そこで保健部会に参加している有志が集まって、健康教育編集委員会を発足し、本書を作成しました。

　地域によって、保育園で求められる健康教育は様々です。ある保育園では、朝、子どもが顔を洗って登園しないことに困っていたのですが、保護者から顔の洗い方を教わることができない家庭があることに気づきました。もちろん両手でコップを作って水を溜める方法も知りません。そこで、年長の子どもたちに、顔の洗い方の健康教育を行うことになりました。

　本書では、一般的に保育園で必要とされる健康教育のテーマをあげました。すぐに使えるように、イラストや教材も紹介し、CD-ROMに収録しています（詳しくはp17）。指導案がありますので、これを保育園の担任や園長に見せながら企画を説明することもできるでしょう。

　子どもたちの様子を見ていて気づく健康教育もあります。発達をふまえて、必要な健康教育もあります。地域性や保育園の方針などにより、行うべき健康教育は異なります。必要な健康教育を、自分の保育園に合うようにアレンジをしてお使いください。

　また本書は、2018年に東社協保育士会（現：東京保育士会）保健部会が編纂した『保育園の保健のしごと』の"健康教育"の部分を増強している面も多々あるため、本文中に（『保育園の保健のしごと』〇ページより）と示されている箇所があります。保育園における「保健」全体を俯瞰している『保育園の保健のしごと』も、ぜひ健康教育の参考になさってみてください。

〈特徴1〉
・4月はじまりで、月別に必要と思われる健康教育を掲載しています。
・季節にあった健康教育を選ぶことができます。

〈特徴2〉
・すぐ使えます。
・それぞれの指導の必要性を理解されている方々が、本書の読者対象と想定し、実践的な部分を掲載しています。

　各指導項目の内容
　　・対象
　　・目的
　　・ねらい
　　・必要物品
　　・指導案
　　・教材
　　・実際の指導
　　・指導のすすめ方やアドバイス

子どもに行う指導は、通常、目的・ねらいの設定、指導を設定した理由、題材、計画などを立てたうえで指導案を立案し、指導後に評価を行い、次の課題へ活かします。

〈特徴3〉
・すぐに実践できるように、CD-ROMに教材をまとめました。
・CD-ROMに収録してあるものには CD マークがついています。くわしくは「CD-ROMについて」（p17）をお読みください。

　やってほしいと依頼されたけど何をしたら良いのか困っている方や、やりたいけど企画の説明方法がわからない方、初めて取り組もうとされている方、保育士の方、自園では行っているが、他園での取り組みを知りたいと思われている方など、本書を幅広く活用していただけると幸いです。

健康教育の準備

年間保健計画における健康教育

　健康教育は、年間保健計画に組み込み計画します。季節や保護者会の時期、保育園の行事などを考慮し、計画を立てましょう。すべての健康教育を一人で行う必要はありません。保育士や栄養士との連携も忘れてはなりません。必要に応じて、園医、歯科医、歯科衛生士、保健所職員、救急隊員に協力をお願いします。

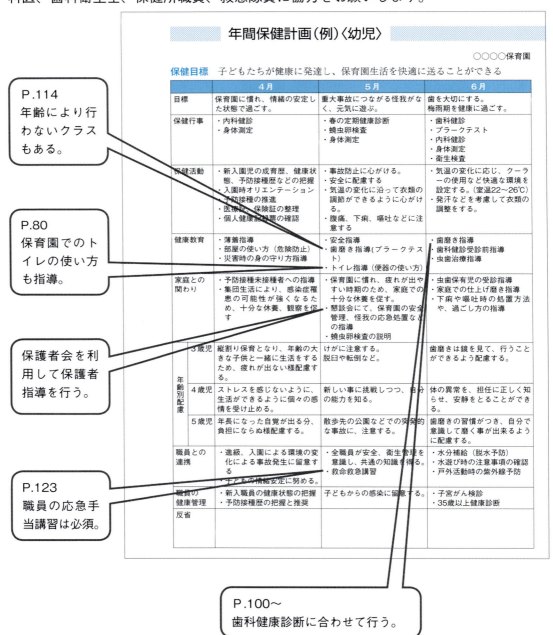

健康教育の準備

		7月	8月	9月
目標		夏の感染症の予防に努める。熱中症を予防できる。	暑さに負けず健康に過ごす。	夏の疲れを回復させ、生活リズムを整える。
保健行事		・内科健診 ・身体測定	・内科健診 ・身体測定	・内科健診 ・身体測定 ・衛生検査
保健活動		・プールの準備 ・プール前の健康チェック ・プールの安全、清潔に努める ・プールの水質管理 ・夏の疾病予防に努める ・皮膚の健康状態チェック（プールにて悪化の可能性） ・熱中症予防 ・脱水注意	・プールの安全、清潔に努める ・プールの水質管理 ・夏の疾病予防に努める ・疲れが出ない環境づくり。 ・熱中症予防 ・脱水注意 ・室温や外気温との関係を考慮しながら、発汗も体験できる環境をつくる。	・夏の疲れに配慮し、健康状態を把握して生活のリズムやバランスに留意する。 ・予防接種の確認と推進 ・医療証、保険証の確認 ・避難リュックの確認 ・ヒヤリハットを見直して、今後の課題に取り組む。
健康教育		・プール遊びのお約束 ・夏の健康生活 ・熱中症予防 ・水分の摂り方指導	・熱中症の予防 ・夏バテ防止	・生活リズムの見直し ・姿勢よく過ごす ・トイレ指導（和式便器）
家庭との関わり		・夏の感染症予防の指導 ・熱中症の予防指導 ・とびひ、汗疹の対処方法 ・夏季の生活指導	・夏の疲れが出ないよう、休養を促す。旅行時の事故、感染症注意。 ・バギーでの登降園は、地面からの放射熱に注意する。 ・旅行時は、ゆとりのあるスケジュールで計画を立てるよう指導する。	・けがの応急処置 ・乳児医療証の確認 ・衛生検査後の家庭指導 ・睡眠、食事などの生活リズムを整える様に指導。
年齢別配慮	3歳児	体調不良の早期発見。プール遊び時の転倒防止。発汗時、清拭などで清潔にできる。	水分補給をこまめにできる。早寝早起きを心がける。プール遊びを安全に楽しむ。	活動後の更衣や清拭を行い、清潔に努める。
	4歳児	大プールでの事故防止。プールでの注意事項が理解できるようにする。	食欲不振や睡眠不足に注意し、体調不良の早期発見に心がける。	自分の体調を知り、食べられる食事の量を伝えられる。食への興味が持てるようにする。
	5歳児	体調不良を担任に伝えることができる様にする。プールでの事故防止	虫刺され痕など、かきこわさない事がわかり、自分から担任に声をかけられるようにする。	早寝早起きができる。食材に興味を持ち、食事への意欲を高める。
職員との連携		・プール時の、綿密な連絡。 ・冷房使用時の換気、温度差に注意する。	・子どもの健康状態や、事故やけがの情報を共有する。	・子どもたちの休み中の健康状態の把握と共通理解。体調不良の早期発見。
職員の健康管理		・職員の夏休み時の健康管理	・職員の夏休み時の健康管理	・35歳未満　健康診断 ・職員の夏休み時の健康管理
反省				

P.118〜
熱中症については、子どもとともに家庭への指導も必要。

P.137
秋に向け、生活リズムを見直す機会にする。

P.130
プール活動の前に行う。

P.127
水の事故の危険がある時期、職員間の確認が必須。

健康教育の準備

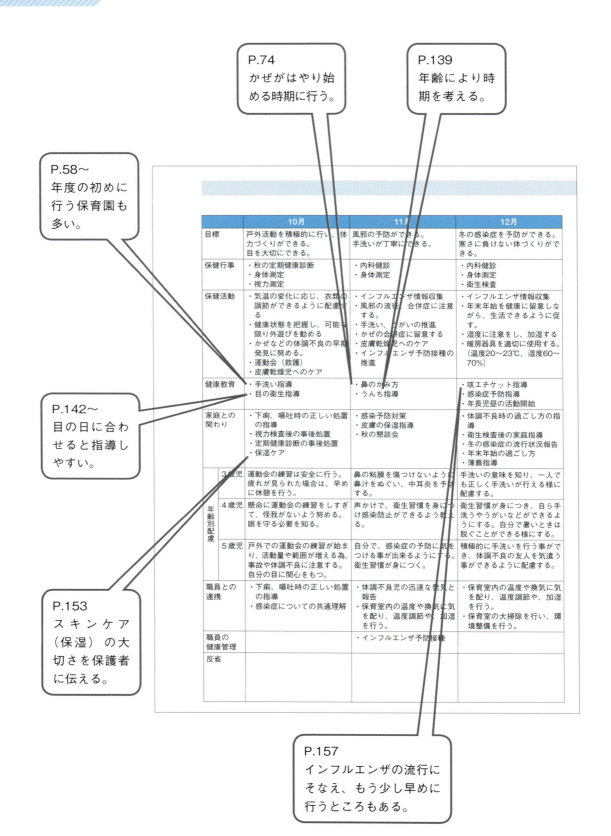

健康教育の準備

> P.180〜
> 耳の日に合わせると、指導しやすい。

	1月	2月	3月
目標	年末年始休み後の生活リズムを整える。	寒さに負けず健康に過ごす衛生習慣が身につく。	耳を大切にする。 不安なく進級の準備ができる。
保健行事	・内科健診 ・身体測定 ・プラークテスト	・歯科健診 ・内科健診 ・身体測定 ・衛生検査	・内科健診 ・身体測定
保健活動	・予防接種の確認と推進 ・インフルエンザ情報収集 ・感染症の把握と予防 ・スキンケアに心がける ・予防接種状況の把握 ・個人面談	・インフルエンザ情報収集 ・寒い日も体力づくりの基本である外遊びを勧める ・感染症の把握と予防	・新入園児面接 ・進級お祝い会（虫歯なし表彰） ・健康カード返却 ・新クラスの打ち合わせ ・年間保健統計結果を次年度に生かす。
健康教育	・防寒対策、薄着指導 ・感染症予防対策 ・からだのなまえ	・歯磨き指導 ・歯科検診受診前指導 ・虫歯治療指導	・耳のはたらき ・自分でできるけがの時の応急処置 ・虫歯なしの表彰（3〜5歳児）
家庭との関わり	・感染症に罹った時の過ごし方を伝える。 ・プラークテストでの結果と歯磨き指導。 ・面談での規則正しい生活リズムの指導。	・虫歯保有児の受診指導 ・感染症の情報提供 ・衛生検査後の指導 ・スキンケアについて。	・予防接種の奨励 ・進級、転園、卒園に向けての子どもの不安を、軽減できる様な援助をお願いする。 ・耳の衛生について。
年齢別配慮 3歳児	お休み後の生活リズムを正すことができるように配慮する。	自分の支度などを、意味を理解しながら、行うことができるように配慮する。	耳に興味を持ち、自分の体にも興味を持てるよう配慮する。
年齢別配慮 4歳児	無理のないデイリーで過ごし、少しずつ生活のリズムを戻す様に配慮する。	外気温、室温や湿度に留意したうえで、暑い寒いと言えるよう配慮する。	次年度、最年長になる自覚を持ち、小さなお友達に優しく接することができるようにする。
年齢別配慮 5歳児	自分の体の仕組みに興味を持ち、大切にすることが出来るように配慮する。	積極的に戸外で元気に遊び、体温調節機能を高めるよう心がける。	命の大切さを感じ、自分や他の人を大切にすることができる。 耳の働きに興味を持つ。
職員との連携	・年末年始の健康状態の把握 ・子どもの健康状態の変化の早期発見と適切な対応。	・子どもの健康状態の変化の早期発見と適切な対応の共通理解。	・新入園児面接報告 ・新年度クラス申し送り
職員の健康管理			
反省			

> P.185、171
> 就学に向けての指導として行う。

> 乾燥の厳しい時期に再度行う。

健康教育の準備

年齢別 健康教育のねらい

　年齢別に健康教育の計画、目標を立てて指導を行っていき、年度末に望まれる子どもの姿を記載します。ねらいを定めて、健康教育を行います。

例）

	年齢別	0歳児クラス	1歳児クラス	2歳児クラス
清潔	手洗い	食前・外から帰った時、大人に介助されて洗う（拭く）	トイレ使用後も洗う	手洗いの方法を知る 自分のタオルがわかる
	うがい	適宜、白湯（水）を飲む	適宜、水を飲む	ブクブクうがい
	鼻かみ	大人が拭く	大人が片方の鼻を押さえてフンの練習	鼻汁が出た事を大人に知らせる
	咳			咳の時手を添えられる
	歯みがき むし歯予防	食後に白湯（水）を飲む（大人に口を開けて見せられる）。仕上げみがきをしてもらう		ブクブクうがい
	排泄	排泄の処理をしてもらう 排泄前後の快・不快がわかる	排泄の仕草ができる（出なくても便器に座れる）	排泄を大人に知らせる
	衣服	着脱を意識する	衣類を自分で脱ごうとする	衣類の着脱をしようとする（簡単な介助にて自分でできる）
	スキンケア	沐浴・シャワー・清拭で清潔にしてもらう		
ケガ				ケガをしたら大人にしらせる
生活リズム		個々のリズムで生活する	活動・食事・睡眠のリズムができる	リズムの確立
病気時対応				
嘔吐・下痢				
予防接種		接種をうける	接種をうける	接種をうける

健康教育の準備

3歳児クラス	4歳児クラス	5歳児クラス
声かけにて自分で洗える 手洗いの必要性を知る	なぜ手を洗うかがわかる	場面に応じてできる 年下の子に教えられる
ガラガラとブクブクうがいができる（食後、外から帰った時）	3歳児に同じ	3歳児に同じ
自分で鼻汁が出た事に気づき鼻をかむ	3歳児に同じ	3歳児に同じ
友達に向けてしない	咳エチケットができる	4歳児に同じ
	なぜ虫歯になるかわかる 自分で歯みがきができる	4歳児に同じ 永久歯萌出し、歯みがきを自覚する
排泄を大人に知らせ自分でトイレに行ける	自分でトイレに行き排泄処理ができる	便の性状を伝えられる
簡単な着脱ができる衣類の裏表・前後がわかる	着脱が自分でできる	温度差に気づき衣類の調節をする
痒みや痛みを大人に知らせる	虫刺され・傷などを大人に知らせ自分で洗おうとする　自分で汗を拭く	4歳児に同じ 対処方法を知る
2歳時に同じ	ケガをした時の手当てを知る	簡単な手当てができる ケガをしないように考える
生活リズムを知る	早寝早起き朝食排便の大切さがわかる	生活リズムを整えようとする
具合の悪いことを知らせる	具合の悪いことを言葉で表す	症状にあった行動がとれる
不快な症状を訴えようとする	吐き気や腹痛を大人に知らせる　感染性胃腸炎について知る	4歳児に同じ
予防接種がなぜ必要か説明を受ける	予防接種について知る（インフルエンザ）	予防接種の必要性を知り受けることができる

目的・ねらいの設定と指導案の書き方

例）トイレの使い方　指導案

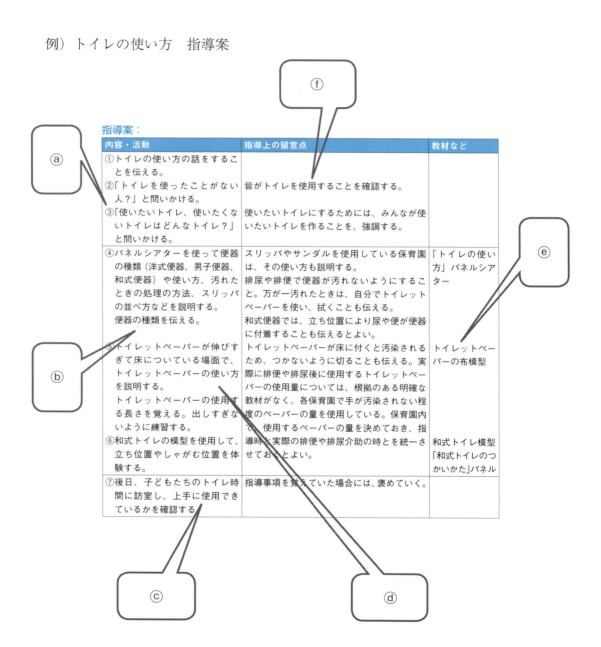

指導案：

内容・活動	指導上の留意点	教材など
①トイレの使い方の話をすることを伝える。		
②「トイレを使ったことがない人？」と問いかける。	皆がトイレを使用することを確認する。	
③「使いたいトイレ、使いたくないトイレはどんなトイレ？」と問いかける。	使いたいトイレにするためには、みんなが使いたいトイレを作ることを、強調する。	
④パネルシアターを使って便器の種類（洋式便器、男子便器、和式便器）や使い方、汚れたときの処理の方法、スリッパの並べ方などを説明する。便器の種類を伝える。	スリッパやサンダルを使用している保育園は、その使い方も説明する。排尿や排便で便器が汚れないようにすること。万が一汚れたときは、自分でトイレットペーパーを使い、拭くことも伝える。和式便器では、立ち位置により尿や便が便器に付着することも伝えるとよい。	「トイレの使い方」パネルシアター
⑤トイレットペーパーが伸びすぎて床についている場面で、トイレットペーパーの使い方を説明する。トイレットペーパーの使用する長さを覚える。出しすぎないように練習する。	トイレットペーパーが床に付くと汚染されるため、つかないように切ることも伝える。実際に排便や排尿後に使用するトイレットペーパーの使用量については、根拠のある明確な教材がなく、各保育園で手が汚染されない程度のペーパーの量を使用している。保育園内で使用するペーパーの量を決めておき、指導時と実際の排便や排尿介助の時とを統一させておくとよい。	トイレットペーパーの布模型
⑥和式トイレの模型を使用して、立ち位置やしゃがむ位置を体験する。		和式トイレ模型「和式トイレのつかいかた」パネル
⑦後日、子どもたちのトイレ時間に訪室し、上手に使用できているかを確認する	指導事項を覚えていた場合には、褒めていく。	

ⓐ 導入を記入します。
　子どもたちが今から何が行われるのかの見通しが立ち、興味が出るような内容を考えます。
ⓑ 指導の展開を記入します。
　話す内容や実験など、順を追って記入します。
　この中に、子どもの予想される反応を記入してもよいでしょう。
ⓒ まとめを記入します。
　評価につながる内容がよいでしょう。
ⓓ 時間配分は、記入していません。対象の人数や指導に使える時間が保育園によって違うと思われます。それぞれの環境に合わせて、時間配分を考えましょう。
ⓔ 使用する教材を記入します。
ⓕ 指導を行う上で、参考になる事項や、気を付けたい事などを記入します。

① 目的の設定

　平成29年告示の保育所保育指針に沿うように設定するとよいでしょう。
　特に、乳児、1歳以上3歳未満、3歳以上を分けて考えます。幼児期の終わりまでに育って欲しい姿として、小学校就学時の具体的な姿を意識しましょう。乳児期や3歳未満児から継続して行われる健康教育も多く、それぞれの年齢にあった目的を設定しています。

② ねらいの設定

　目的とする健康教育によって得られるであろう効果を考え、その指導後に目指す子どもの姿を設定します。
　目的やねらいについては、子どもたちの様子や、保育園で継続して目指してきたことなどを踏まえて、各保育園であったものに変更されると、さらに良いものになるでしょう。

③ 指導案の書き方　指導案フォーマット CD

　左ページのものは本書で使用している指導案についての説明です。
　指導案とは、実際の指導の展開を示したものです。指導案に決まった形式はありません。各保育園で決められた書式がある場合は、書き写してください。
　多く見られるのは、主な活動内容、指導（展開）上の注意点や評価、資料や教材などに分けられているものです。他には、指導内容、子どもの活動や反応、展開の留意点や教材などに区分されているものもあります。
　学校で使用している、学習指導案をもとにされている方も多いと思われます。

健康教育の準備

指導後の評価

　健康教育を行った後には、実施報告や評価が必要です。
　指導案の最後に評価を記入する欄を設ける方法もありますし、別紙に評価表を作り記入する方法もあります。評価をすることで、次回からの課題が見えてきます。すぐに効果が見えないこともありますし、指導した内容が継続されていない場合もあります。そのため3ヵ月後や、年度末など時間を空けて評価をすることも大切です。

例) 🆑

　本書の「4月」に掲載している「げんきかるた」のような指導は、何度も行うことで効果が得られる指導です。1回では評価できないことから、継続して行ったことの記録もできる評価表を用いてもよいでしょう。

例) 🆑

　次年度に、活かせる内容であることは重要です。次年度はどのような工夫が必要かなど、課題を考え次回は今回より効果の見られる指導にしましょう。
　健康教育の記録を続けていくと、個々の成長・発達がわかります。保育園看護職ならではのおもしろさがあります。

他職種との連携

　子どもたち、保護者、職員の心にひびく健康教育を行うためには、他職種との連携が欠かせません。

　健康教育を行う上で重要なことは、園長（施設長）、主任、担任保育士、栄養士などの他職種との連携です。

　健康教育は、担任保育士が立案している計画や、栄養士が立案している計画などに沿っていなければなりません。看護職が健康教育を行いたいと申し出ても、クラスの計画からずれていた場合、孤立したものになってしまいます。

　まず、保育園として健康教育をどのように行うかを、園長（施設長）と相談をしましょう。そして、担任保育士の希望する『看護職が行う健康教育はどんなものか』を話しあった上で、年間の健康教育の計画を考えましょう。どのような内容をどの時間帯に行うのか、看護師が行うのか、保育士に手伝ってもらい一緒に行うのか、保育士に実施はお願いするのかなどを相談すると良いでしょう。また、栄養士も食育計画を立てていますので、こちらの連携も大切です。

　健康教育を行う時間を保育時間内で調整してもらう必要があります。担任保育士と相談になりますが、毎月の身体計測の後に15分間を健康教育の時間と決めて行っている保育園もあります。

　健康教育を行った後は、担任保育士との意見交換や、感想を聞くことは重要です。自分では気づかなかった内容が聞けるかもしれません。指導後の子どもの様子についても情報をもらうと良いでしょう。

健康教育の準備

教材の作り方

健康教育をしよう！と思い立って、まず悩んでしまうのが教材作り。他の人はどうしているのでしょうか。

① 紙芝居

市販の紙芝居でも、「歯みがき」や「手洗い」などの教材は意外と種類もあります。市販の物を利用している人も多くいます。

絵が得意な人は、自分で紙芝居を作ることもできます。

❶ 必要物品
画用紙　マジック　ポスターカラー　ラミネートなど

❷ 手順
a）画用紙に絵を描き、色を塗っていきます。絵具や色鉛筆でも十分きれいに仕上がります。

b）画用紙の裏に物語を書きます。パソコンでセリフを作成し、それを裏側に張り付けてもよいでしょう。

c）ラミネート加工をすると何度も使えます（例①）。

❸ ポイント
フリー素材などを使用して絵をつくり、プリントアウトしても手軽にできます。

また、スケッチブックで教材を作ってもよいでしょう（例②）。紙芝居のようにめくりながら読むことができ、バラバラになることもなく、とても便利です。

例①
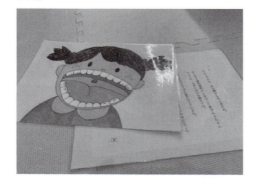

例②
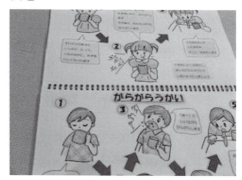

健康教育の準備

②パネルシアター

　保育の教材としてはおなじみのパネルシアターですが、健康教育に関するものは意外と少ないのが残念です。でも保育園にはその材料がそろっています。パネルシアターは小さい子から楽しめますので、ぜひチャレンジしてみましょう。

❶必要物品
　　パネルボード　Pペーパー　マジック　ポスターカラーなど

❷手順
　a）パネルボード：保育園にあれば、パネルボードを健康教育にも使わせてもらいましょう。もしも持っていなければ、作ることもできます。ソフトボード、段ボール、プラスチック板など土台は何でも構いません。土台にパネル布を張り付ければできあがりです。

〈パネルボードの作り方〉

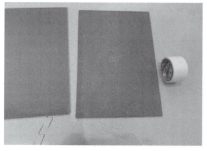
①A3サイズの土台を2枚用意します。

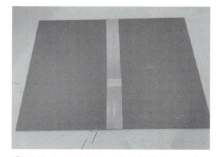
②2枚をガムテープや養生テープで貼りあわせます。

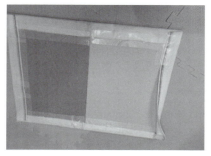
③パネル布を貼っていきます。

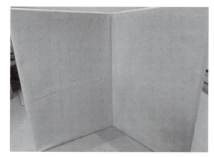
④裏側は貼らない方が半分にたたんで収納したり、持ち運んだりするときに便利です。

　b）パネルシアター：自分で描いた絵や、本などを模倣した素材の上にPペーパーを置き、絵を写していきます。もちろんそのまま描いてもよいですが、下書きを

消しゴムなどで消すと、紙が毛羽立ってしまうので気をつけましょう。
- Ｐペーパーの中にはPCの画像を印刷できるものもあります。アイロンプリント紙に印刷してからＰペーパーに転写する方法もあります。
- ポスターカラーや絵具で色を付けていきます。色鉛筆でも味わいのある絵に仕上がります。
- 対比で変化したい絵などは、表と裏を貼りあわせて両面にできます。
- キャラクターの手足や絵を動かしたいときは、糸で固定し動かす方法があります。

③ エプロンシアター

市販では「歯みがき」「手洗い」などをテーマにしているものも多くあります。実物大の内臓の模型をエプロンに付けた教材もあります。エプロンは市販のものを使って仕上げても簡単ですし、手芸が得意な方はエプロンから作ってみてもよいでしょう。

④ ペープサート

２枚の厚紙などに、登場人物を描き、割りばしや竹串などを中心につけ、表と裏でくるくる回して見せます。

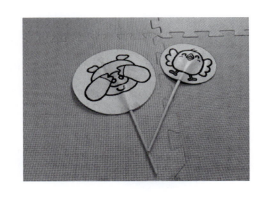

登場人物を、園長や主任の写真などで作ることもできます。ある保育園では、手洗いをせず、おなかが痛くなった園長に、子どもたちは大喜び。園長や主任も、お願いしたポーズで写真を撮らせてくれ、協力的だったそうです。キャラクターに頼らなくても、こんな身近な人物で教材ができます。また、うちわを使っても、簡単に作ることができます。

⑤ パワーポイント

職員がいろいろな役に扮し（ばい菌役や、歯ブラシマン等）それを写真に撮って、パワーポイントにして子どもたちに見せることもできます。パソコンが得意！ならこんな方法でも楽しい教材が出来そうです。

⑥ 造形

　立体的な教材を作る人もいます。炭酸飲料水のペットボトルの底を白く塗って奥歯に見立てたり（p112）、紙粘土に色を付けてウンチを作ることもできます。段ボール、ティッシュの空箱、ペットボトルのキャップなど、廃材を使っても面白いです。

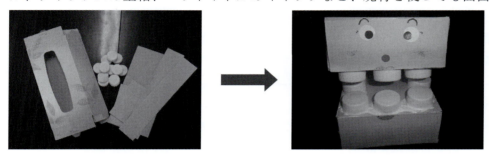

⑦ さいごに

　絵が得意な人は、自分でオリジナルのキャラクターを作って楽しんで作ってください。絵をかくのが苦手な人は、保育雑誌の型紙やインターネットのフリーサイトなどから絵をもらってもよいでしょう。『ほけんだより』などの版権フリーのイラスト雑誌なども活用できます。健康教育は保育士さんと協力して進めることが大切です。看護職が考えたストーリーを絵が得意な保育士さんに描いてもらい保育園全体で教材が作れたら素敵ですね。

　絵だけではありません。写真や配役などで子どもたちの大好きな先生に登場してもらえば教育効果も上がりそうです。

　そして、ぬいぐるみやパペットなども活動の導入にはとても効果的です。たとえば、大きく口を開けることができるパンダのパペットを「歯科健診の練習」の時には必ず連れて行くようにしています。これをずっと続けていると、0歳児や1歳児でも「パンダちゃんがきたから、歯医者さんの練習だな」と感じ取り、膝にごろりと寝転がってくれたり、実際の健診の最中も机の上にパンダちゃんを置くことで健診中も練習の成果を出すことができるようです。また、1歳〜3歳に健康教育をするときには導入に絵本「だるまさんの」のパネルシアターをします。その日の教育内容によって、だるまさんの「手」「目」「歯」などを示すことで今から行う教育を伝えています。健康教育に慣れていない低学年の子どもたちの緊張もほぐれ、興味を持って話を聞いてくれます。身近なものもいくらでも教材になりますね。

　このように教材作りは大変なことばかりではありません。どうしたら子どもたちに興味を持ってもらえるか、飽きずに話を聞いてもらえるか、試行錯誤しながら、そしてなにより楽しみながら教材をつくりましょう。

健康教育の準備

絵本を使っての健康教育

　体や健康にまつわる絵本は、たくさんあります。「健康教育をしたいけど、教材がない」「どう話せばよいかわからない」などと迷っている方もいるでしょう。
　子どもたちに絵本を読むだけで、健康教育になるのです。子どもの健康に関する絵本や紙芝居をまとめてみました。興味を持った1冊を読んでみてください。それが子どもたちに伝えたい内容であれば、私たちのできる健康教育はもう始まっています。

絵本の選び方
　私は『自分の身体に興味をもち、自分の身体と心を大切にしようとする気持ちを持つ』ことを目的に、絵本を使って子ども達と会話をしながら、健康教育をしています。せっかくですから私も楽しんじゃおうという意気込みです。ただし、4、5歳で使う絵本の選定は慎重にしています。
①科学的な根拠のあるもの
②なるべく字が少なく子どもが自分で読めるもの です。
　身体の仕組みを知り、自分の身体と見比べることを繰り返すには、絵本はとても良いです。思い込みや偏見のない4、5歳が適していると思っています。もちろん、まだまだ鮮明にされていないことが多いことも必ず伝えています。何年もかけて精査して作られた絵本は、嘘や茶化すことなく描かれており、安心して読んでいられます。
　園で繰り返し読むものもありますが、自宅で読んでいるはずの子ども達も、いつも興味をもって参加しています。たまに「知ってるから早くめくってー、次いってー」と言いつつ絵本を見ているのです。かわいらしいですね。そして友達の発言に「それはね、〇〇っていうことなんだよ」それに対して別の子が「そうそう〇〇もあるんだよねー」と、私の助っ人のように説明してくれる時もあります。プライベートゾーンやいのちの話をした時には、「じゃあさ、お母さんのお母さんのお母さん…は誰？」に対して、私も含めみんなで考えていると、「それはね、ひいひいひいひいひい…おばあちゃん！」とひらめいた顔で答えが出ました。このように、保健職として、すべて教えなくていいと思います。自分の身体に興味が出れば、たくさんの疑問が生まれるのは当然のことです。時間内に人体を教えなければと肩ひじを張らず、時間が来たら「ハイ今日はこれまで」と切り上げても、絵本だと次回に続きを読む時にはさらに興味がわくのではないでしょうか。

健康教育　絵本・紙芝居などの紹介

ジャンル	タイトル	著者	形式	出版社
手洗い	てをあらおう	いしかわまさゆき（著）	絵本	講談社
	ビオレママ　きちんとてあらい！の術	山本省三（作）	絵本	ポプラ社
	ピカピカヒーローせっけんくん	うえたに夫婦（著・イラスト）	絵本	ＰＨＰ研究所
	ぼくびょうきじゃないよ	角野栄子（著）／垂石眞子（イラスト）	絵本	福音館書店
	さんじょう！てあらいかめん	よしむらあきこ（作・絵）	紙芝居	教育画劇
	ありがとうセッケンマン	田中秀幸（作／絵）	紙芝居	教育画劇
	ばいきんのおはなし	ケイティ・デインズ（文）マルタ・アルバレス・ミゲンス（絵）みた　かよこ（訳）	絵本	大日本絵画
	きれいにしようね　みんなのて	やなせたかし（原作）東京ムービー（作画）	絵本	フレーベル館
	このほんをなめちゃダメ！	イダン・ベン＝バラク（文）ジュリアン・フロスト（絵）福本友美子（訳）	絵本	ＰＨＰ研究所
歯みがき	食育とむし歯予防の本	神山ゆみ子・今村幸恵・鈴木和子・今村智之(著)／丸森英史(監修)	医学書	医歯薬出版
	たっちゃんむしばだね	わかやまけん（著）	絵本	こぐま社
	だれがはみがきをするの？	フレッド・エールリヒ（作）／エミリー・ボーラム（絵）／石原良純（訳）	絵本	学研プラス
	はいしゃさんなんかへっちゃらだい	本田カヨ子（著）／中沢正人（イラスト）	紙芝居	教育画劇
	歯いしゃのチュー先生	ウィリアム・スタイグ（著）／うつみまお（訳）	絵本	評論社
	はじめての歯みがきレッスン	倉治ななえ（著）	実用書	ＰＨＰ研究所
	はじめよう！保育園・幼稚園での歯みがきレッスン	丸山進一郎(監修)／公益社団法人　東京都歯科衛生士会(編集)	実用書	永末書店
	はははのはなし	加古里子（著／イラスト）	絵本	福音館書店
	はみがきれっしゃ　しゅっぱつしんこう！	くぼまちこ（作）	絵本	アリス館
	ぼくのハはもうおとな	かこさとし（著）	絵本	フレーベル館
	むしばいっかのおひっこし	にしもとやすこ（絵・作）	絵本	講談社
	歯いしゃさんはこわくない	楠章子(文)　ながおかえつこ(絵)	絵本	くもん出版
	むし歯のもんだい	北川原健(著)／柳生弦一郎(著)	絵本	福音館書店

健康教育の準備

歯みがき	ウルトラかいじゅう絵本 はみがきしないとどうなるの？	ごとうまさる（ぶん）／ヲバラトモコ（え）	絵本	株式会社あいうえお館
	わにさんどきっ はいしゃさんどきっ	五味太郎	絵本	偕成社
	ななちゃんのはみがき	つがねちかこ（著）	絵本	赤ちゃんとママ社
	はみがきのうた	東京ハイジ	絵本	cosmos
	はみがきだいすき	西内としお（絵）	絵本	BBC
	はぬけのはなし	上原進（文）米本久美子（絵）	絵本	福音館書店
	かむかむ からだこころげんき	カムカムズ（文）南伸坊（絵）	絵本	PHP研究所
	はみがき、やーだよ！	スベトラーナ・チューリナ（作）いぬいゆみこ（訳）	絵本	評論社
	パオちゃんのみんなではみがき	なかがわみちこ（作・絵）	絵本	PHP研究所
	は、は、は、歯のおはなし 歯科詩集	やなせたかし（著）日本歯科医師会会長 大久保満男（監修）	一般書	かまくら春秋社
性教育	赤ちゃんの誕生	ニコル・テイラー（著）上野和子（訳）	写真集	あすなろ書房
	赤ちゃんのはなし	マリー・ホール・エッツ（著）／坪井郁美（訳）	絵本	福音館書店
	あなたがうまれたひ	デブラ・フレイジャー（著）／井上荒野（訳）	絵本	福音館書店
	あなたが生まれるまで	ジェニファー・デイビス、ローラ・コーネル（著）／槇朝子（訳）	絵本	小学館
	いのちってスゴイ！ 赤ちゃんの誕生	大葉ナナコ（著）	絵本	素朴社
	いのちのつながり	中村運（文）／佐藤直行（絵）	絵本	福音館書店
	おへそのひみつ	やぎゅうげんいちろう	絵本	福音館書店
	おへそのあな	長谷川義史（著）	絵本	BL出版
	からだのなかでドゥンドゥンドゥン	木坂涼（著）／あべ弘士（イラスト）	絵本	福音館書店
	きいてみようしんぞうのおと	ポール・シャワーズ（著）／ホリー・ケラー（イラスト）／ほそやりょうた（訳）	絵本	福音館書店
	こころとしんぞう	中川ひろたか（著）／村上康成（イラスト）	絵本	保育社
	いのちのまつり つながってる！	草場一壽（著）／平安座資尚（イラスト）	絵本	サンマーク出版
	ぼく うまれるよ	たしろちさと（著）	絵本	アリス館
	わすれられない おくりもの	スーザン・バーレイ（著・訳）小川仁央（訳）	絵本	評論社

	わたしのろば　ベンジャミン	ハンス・リマー（著）／松岡享子（訳）	絵本	こぐま社
	おちんちんのえほん	やまもとなおひで（著）さとうまきこ（イラスト）	絵本	ポプラ社
	おっぱいのひみつ	柳生弦一郎（著／イラスト）	絵本	福音館書店
	わたしのからだ　おとこのこおんなのこ	聖路加国際大学からだ研究会（著）	絵本	NPOからだフシギ
	あなたがおなかのなかにいたとき	せきやゆうこ(文)　嶽まいこ(絵)	絵本	アリス館
	だいじだいじどーこだ	遠見才希子（作）／かわはらみずまる（え）	絵本	株式会社大泉書店
	うみとりくのからだのはなし	遠見才希子(作)／佐々木一澄(絵)	絵本	童心社
	国際セクシャリティ教育ガイダンス	ユネスコ（編）、浅井春夫・艮香織・田代美江子・福田和子・渡辺大輔（訳）	一般書	明石書店
	おしえて！くもくん	（監修）小笠原和美　（制作）サトウミユキ　（企画）masumi	絵本	東山書房
	おうち性教育はじめます	フクチマミ（著）村瀬幸浩（著）	まんが	株式会社KADOKAWA
	世界で学ばれている性教育	上村彰子（構成・文）　田代美江子（監修）　大久保ヒロミ（まんが＆イラスト）	一般書	株式会社講談社
咳	かぜひいた・・・	小池アミイゴ	絵本	教育画劇
	どうしてかぜをひくの？	清水直樹・清水さゆり(監修)／せべまさゆき（絵）／WILLこども知育研究所（編著）	絵本	金の星社
	おばけのおうさまゴホンゴホン	田中六大（作／絵）	紙芝居	教育画劇
	コンちゃんのかぜようじん	大久保宏昭（作／絵）	紙芝居	教育画劇
鼻汁、咳	はなみずじゅるじゅる　せきごほごほ	細谷亮太(文)つちだよしはる(絵)	絵本	童心社
	じぶんではなを　かめるかな	深見春夫（作・絵）　守本倫子（監修）	絵本	岩崎書店
	はなくそにんじゃ	よしむらあきこ（著）	絵本	教育画劇
生活リズム	まいにちイキイキねむりのふしぎ	福田一彦(監修)／木村倫子(絵)	絵本	少年写真新聞社
	ゲーとピー　たぬきせんせいのびょうきのほん	毛利子来（ぶん）／なかのひろたか（え）	絵本	福音館書店
	ねこすけくんなんじにねたん？	木田哲生、伊東桃代(編／著)さいとうしのぶ（絵）三池輝久（監修）	絵本	「みんいく」地域づくり推進委員会
睡眠	どうしてねむるの？	エミリー・デュフレーヌ(作)佐々木曜（訳・編集）	絵本	ブティック社
うんちの話	うんぴ・うんにょ・うんご・うんち・うんご	村上八千世（著）／せべまさゆき（イラスト）	絵本	ほるぷ出版
	みんなうんち	五味太郎（著・イラスト）	絵本	福音館書店

健康教育の準備

	わたしのからだ　たべもののとおりみち	聖路加国際大学からだ研究会（著）	絵本	NPOからだフシギ
	うんちのおはなし	ケイティ・ディンズ（文）アルタ・アルパレス・メゲンス（絵）にた　かよこ（訳）	絵本	大日本絵画
	どうしてうんちがでるの？	カースティ・ホームズ（作）佐々木曜（訳・編集）	絵本	ブティック社
	うんちくん	宮﨑二美枝（脚本）大和田美鈴（絵）細谷亮太（監修）	紙芝居	童心社
	うんこダスマン	村上八千世（文）／せべまさゆき（絵）	絵本	ほるぷ出版
トイレ	おトイレさん	きたがわめぐみ（著）	絵本	教育画劇
	おトイレさん　びょうきになる	きたがわめぐみ（著）	絵本	教育画劇
	がっこうでトイレに行けるかな？	村上八千世（文）／せべまさゆき（絵）	絵本	ほるぷ出版
	ぼくのトイレ	鈴木のりたけ（著・イラスト）	絵本	PHP研究所
排泄	どうしておしっこがでるの？	エミリー・デュフレーヌ（作）佐々木曜（訳・編集）	絵本	ブティック社
	じぶんでおしりふけるかな	深見春夫（作／絵）藤田紘一郎（監修）	絵本	岩崎書店
目	たべたのだれかな？視力あそび	髙橋ひとみ（著）／湖崎克・衛藤隆（監修）	絵本	自由企画
	めのはなし	堀内誠一（著）	児童書	福音館書店
耳	みみかきめいじん	かがくいひろし（作）	絵本	講談社
鼻	はなのあなのはなし	柳生弦一郎（作）	絵本	福音館書店
脳	わたしのからだ　のうとしんけい	聖路加国際大学からだ研究会（著）	絵本	NPOからだフシギ
骨	ポップアップ！　人体えほん	デビッド・ホーコック（著）／須田都三男（訳）	しかけ絵本	ポプラ社
	人体絵本	ジュリアーノ・フォルナーリ（著）／加藤季子（訳）	しかけ絵本	ポプラ社
	ほね	堀内誠一（著）	絵本	福音館書店
	ほねはおれますくだけます	かこさとし（著）	絵本	童心社
	ほねほねくん	LaZOO（著）／おおたきまみ（イラスト）	絵本	学研プラス
	ほねほね…ほ！	若山甲介（脚本・絵）／細谷亮太（監修）	紙芝居	童心社
	ほね・ホネ・がいこつ！	中川ひろたか（著）／スズキコージ（イラスト）	絵本	保育社
	わたしのからだ　ほねときんにく	聖路加国際大学からだ研究会（著）	絵本	NPOからだフシギ

分類	書名	著者等	種別	出版社
防災・安全	リスクウォッチ	長谷川祐子（著）	実用書	日本防火協会
	じしんだ！　かじだ！（全6巻）	高橋博（監修）	紙芝居	童心社
	じしんのえほん	国崎信江（著）／福田岩緒（イラスト）目黒公郎（監修）	絵本	ポプラ社
	ぐらっとゆれたらどうする！？	小柴直之（絵）／そらジロー＆木原実（解説）	絵本	小学館
	火にきをつけて、ドラゴンくん	ジーン・ペンジウォル（作）／マルティーヌ・グルボー（絵）／野坂悦子（訳）	絵本	PHP研究所
	ついていかないよ！	星野周弘・牧野カツコ（監修）	しかけ絵本	少年写真新聞社
	じしんのときのおやくそく	わたなべもも（文）　よこただいすけ（絵）	紙芝居	ベネッセこども基金
	じしん・つなみどうするの？	国崎信江（著）／せべまさゆき（絵）WILLこども知育研究所（監修）	絵本	金の星社
食中毒	ばいばいばいきんだいまおう	浅沼とおる（作／絵）	紙芝居	教育画劇
その他	からだ（あそびのおうさまずかん）	絵本教育書編集室	絵本	学研プラス
その他	いたいいたいはとんでいけ	松谷みよ子（著）／佐野洋子（イラスト）	絵本	偕成社
	インフルエンザウイルスのフルくん	おかだはるえ（文）／西川智英美（絵）	絵本	ポプラ社
	あしのうらのはなし	やぎゅうげんいちろう（作）	絵本	福音館書店
	からだドックンドックン・・・	ナムーラミチヨ（ぶん・え）／聖路加看護大学からだ教育研究会（監修）	絵本	赤ちゃんとママ社
	どうしてねっちゅうしょうになるの？	清水直樹・清水さゆり（監修）／せべまさゆき（絵）／WILLこども知育研究所（編著）	絵本	金の星社
	どうなってるの？からだのなか	ケイティ・デインズ（絵）／コリン・キング（訳）／福本友美子・黒川叔彦（監修）	絵本	ひさかたチャイルド
	感染症キャラクター図鑑	岡田晴恵（監修）／いとうみつる（イラスト）	一般書	日本図書センター
	自分の体をお世話しよう	奥田弘美（編著）	一般書	ぎょうせい
	ノロウイルスのノウちゃん	おかだはるえ（文）／すがわらけいこ（イラスト）	絵本	ポプラ社
	みずぼうそうウイルスのみず丸	おかだはるえ（文）／塚本やすし（絵）	絵本	ポプラ社
	からだの細菌キャラクター図鑑	岡田晴恵（監修）いとうみつる（絵）	一般書	日本図書センター

その他	人体キャラクター図鑑	坂井建雄（監修）いとうみつる（絵）	一般書	日本図書センター
	カラダから出る「カタチのある」もの"キャラクター図鑑"	藤田紘一郎（監修）とげとげ。（イラスト）	一般書	誠文堂新光社
	細菌ホテル	キム・ソンファ・クォン・スジン（文）キム・リョンオン（絵）猪川なと（訳）岡田晴恵（日本語版監修）	絵本	金の星社
	どうしてなみだがでるの？	エミリー・デュフレーヌ（作）佐々木曜（訳・編集）	絵本	ブティック社
	どうしてちがでるの？	カースティ・ホームズ（作）佐々木曜（訳・編集）	絵本	ブティック社
	ちのはなし	堀内誠一	絵本	福音館書店
	ちちちマン	細谷亮太（脚本・監修）高橋透（絵）	紙芝居	童心社
	からだなんでもクイズ	坂井建雄（監修・指導）	まんが	小学館
	おっぱいはごちそう	細谷亮太（脚本・監修）礒みゆき（絵）	紙芝居	童心社
	だいじなかみのけ	国松俊英（脚本）多田ヒロシ（絵）細谷亮太（監修）	紙芝居	童心社
	わたしのからだ（全8冊）	聖路加国際大学からだ研究会（著）	絵本	NPO法人からだフシギ
	はなからはいりやすいウイルスのはなし めからはいりやすいウイルスのはなし くちからはいりやすいウイルスのはなし	大久保祐輔（作・監修）ミヤザキ（絵）	絵本	岩崎書店
	きゅうきゅうばこのえほん	坂本昌彦（監修）／川原瑞丸（イラスト）	絵本	金の星社
	びょうきのよぼう	森戸やすみ（監修） the rocket gold star（イラスト）	絵本	Gakken
	バイバイばいきんさんシリーズ	たかいよしかず（作・絵）	絵本	国土社
	小さな小さなウイルスの大きなはなし	伊沢尚子（著）／坂井治（絵）／中屋敷均（監修）	絵本	くもん出版

※絶版のものも含まれていますが、図書館や古書店等で見ることができるため、一覧表に入れています。

第1期

げんきかるた

対象：4〜5歳児　（文字が読めて、かるたの基本的なルールがわかる年齢）
目的：自ら健康で安全な生活をつくり出す力が身につく。
ねらい：かるたで楽しくあそびながら、健康のことや自分のからだのことを自然に学ぶことができる。
必要物品：健康を題材にしたかるた

指導案：

内容・活動	指導上の留意点	教材など
①かるたを行うことを、子どもたちに知らせる。ルールを知らない子どもには、かるたのルールも説明する。	お手付きの場合はどうするのか？二人一緒にとった場合はどうするのかも決めて、説明しておくことが望ましい。	
②かるたの絵札を、並べる。 ③読み手を決める。 （子ども、保育者のどちらでも良い） ④かるた遊びを行う。	かるたの絵札を取るたびに、その項目の説明をしてもよい。 または、かるた遊びを行い続け、終わってから一人ずつ絵札を見せ合い、絵札の内容を見直してもよい。 何度もかるた遊びを行うことで、内容を覚えることを目的にしてもよい。	健康を題材にしたかるた
⑤子どもの反応を確認する。	子どもが楽しんでいたか？　健康の内容を一つでも覚えていたか？などを訪室した際に確認する。 後日、クイズにして質問してもよい。	

4月／げんきかるた

教材：「げんきかるた」 CD

字	読み札
あ	ごはんたくさんたべてさあいこう
い	おだいじにねこのこぶをひやしてなおそう
う	かぜはひかないてあらいばいばいきん
え	いつもやさしくけんこうしんだん
お	てをつこうころんだときはあぶない
か	たべようこざかなほねもじょうぶね
き	きれいなかおでげんきにあいさつ
く	おとなのじかんすぎたらこどもははやくねましょう
け	そだってほしいみんなのねがい
こ	はやくなおそうかぜひきさん
さ	むくてもそとでたのしいな
し	しんぱいだしっかりシャンプーしらみのたまごは
す	なったかなしんたいそくていたのしみだ
せ	よいしせいぼねまっすぐ
そ	とべでたらいけないこうかがくスモックちゅういほう
た	べたらみがこうよるのはみがきぜったいわすれないで
ち	ーんではなみずでてきたらティッシュでよくかもう
つ	めをきろうあのばしておくていにちチェックしてもらおう
て	づくりべんとうたのしみだきょうはえんそくだ
と	まとほうれんそうぴーまんおかおいしいにんじん
の	どがかわいたときむぎちゃがとってもおいしい
は	てれびをみるときめはたいせつだよなれてみても
ひ	さこぞうけがしちゃったそんなときはすぐあらおう
ぷ	ーるだいすきみずがかかってもたのしいみずかけあい
な	わとびかけっこそといつもげんきにあそび
に	ちょうひびおうちのうこうえんのひとつれしいな
ぬ	おねしょしたってきにしない
ね	おしっこまえにはみがきわすれない
へ	よいきだよびょうちゅうしゃもがんばれる
ほ	っぺたかさかさクリームつけてもらおうね
ま	いにちねがんばろうはやおきはやね
み	てみのおそうじあそびにいるときはあぶないよらないよ
む	りにいでをひっぱらないてがぬけちゃうよ
め	っとでたおとなのはだいじにしよう
も	やつけるまでむしばいきんをひっぱりとみがこう
や	にちょうひびおうちの（略）
ゆ	つくりかんでゆたしくかんではなし
よ	くあるけあしになるげんきなつよい
ら	よくかんでたべるよむしばにならないじょうぶなは
り	んごにみかんかぜようひかないビタミンシー

4月／げんきかるた

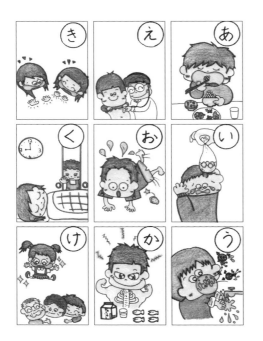
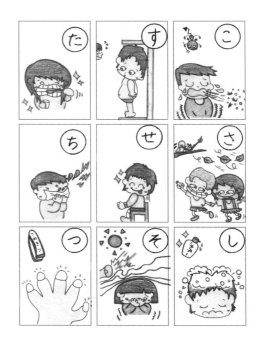
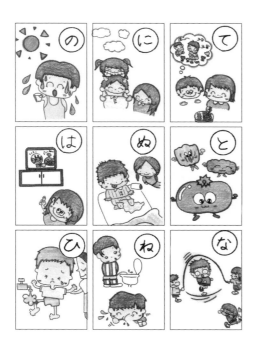
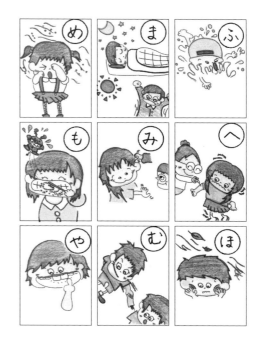

4月／げんきかるた

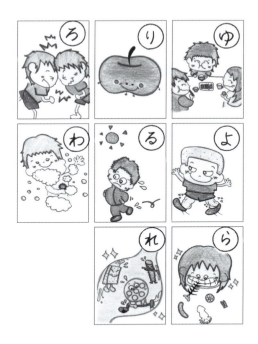

指導のすすめ方やアドバイス：
● 遊びの中で、からだのことや健康のことを学べるように、楽しくすすめる。
● 内容の指導にこだわらず、繰り返し行う。
● 1回目は看護職が行って内容を説明し、2回目以降は保育士や子ども同士で行うとよい。
● 子どもと一緒に楽しむ。
● たくさんの子どもが同時に行う場合、絵札を何枚かコピーしてグループごとに広げておけば、読み手は一人でも、全員で楽しめる。

> 4月／睡眠中の事故

睡眠時の事故予防　職員に向けて

対象：職員
目的：睡眠時の事故とその予防対策を知り、全園児の安全の確保に努める。
ねらい：安全な睡眠環境の確保を行う。
　　　　　睡眠中の観察の必要性と記録の方法を知る。
　　　　　異常の早期発見と重大事故の予防ができる。
　　　　　子どもが安心して眠ることが出来るように、窒息リスクを除去する。
必要物品：配布資料

内容

① 研修の時期と方法

- 新年度の前後、3〜4月に職員（パート職員含め）全体で確認。
- 職員会議（正規職員）。

② 職員研修の内容

- 資料の提供（プリント作成）。
- パワーポイントを使用。
- 睡眠中の観察方法・睡眠チェック表の記入方法・タイマーの使い方。
- 緊急時対応の動画を見る。
  （保育の救急訓練　https://youtube.com/watch?v=eOzVcV6CyLI）
- 救急蘇生法の実際（緊急発生時の際の役割分担・AEDの使い方）。

③ その他

- 保育園で導入されている事項に関する説明。
- 睡眠時乳幼児呼吸モニターの設置があればその使用法、メンテナンス法など。
- 事故検証のためのビデオカメラの設置があればその使用法、メンテナンス法など。

4月／睡眠中の事故

　2016年3月「教育・保育施設等における事故防止及び事故発生時の対応のためのガイドライン」が内閣府（現：こども家庭庁）から出されました。睡眠中の事故を予防するための取り組みとして、睡眠中の安全環境を整えること、睡眠時の体位や睡眠時の観察、緊急時の対応について研修を行います。緊急時に慌てず落ち着いて対応ができるようにします。

教材：睡眠時の事故予防 CD

配布資料

乳幼児突然死症候群

「乳幼児突然死症候群（SIDS）は、「それまでの健康状態および既往歴からその死亡が予測できず、しかも死亡状況調査および解剖検査によってもその原因が同定されない、原則として1歳未満児の突然の死をもたらした症候群」と定義されています。主として睡眠中に発生し、日本での発生頻度はおおよそ出生6000〜7000人に1人と推定され、生後2ヵ月から6ヵ月に多く、稀には1歳以上で発症することもあります。SIDSのリスク因子として、「両親の喫煙環境」「人工栄養」「うつぶせ寝」の3点が指摘されており、うつぶせ寝にして放置することは避けなくてはなりません。

うつぶせ寝にさせない

　うつぶせ寝の方がよく眠るので睡眠が深くなり、覚醒反応が低下することが指摘されています。さらにうつぶせ寝は、急変時、顔がよく見えないため異常に気付きにくいです。海外では横向き寝の時のSIDS発症の危険性も言われています。横向き寝で保育者へ背中を向けている場合は、子どもの顔が見えません。さらにSIDSは仰向け寝でも発症しますので、子どもが寝ている時は、体位にかかわらず注意が必要です。

＊医学的な理由で医師から、うつぶせ寝をすすめられている場合以外は乳児の顔が見える仰向けに寝かせます。
＊保育士はすべての子どもがSIDSになる可能性があることを認識し、少しでもリスクの少ない保育をすることが大切です。
＊寝ている子どものそばで見ていたら子どもの異変にすぐ気付くと思っているかもしれません。しかし、SIDSは保育士のこれまでの保育経験、常識をはるかに越えて、信じられないほど静かに呼吸が止まるので、そばに複数の保育士がいても呼吸停止直後に気付くことはとても難しいです。
＊子どもをひとりで寝かせないようにします。

4月／睡眠中の事故

保育施設　預けはじめのSIDS発症リスクについて　　　　　　　　　　　配布資料

　SIDSの多くは子どもが保育施設へ預けられて比較的早期（1ヵ月以内）に発症しています（預かり初期1週間以内に全体の3分の1、またその中の50％が初日に発症）。預かり初期のSIDS発症を減らすために、できるだけ子どもの体調に合わせた慣らし保育を実施できるように、保護者へ説明をします。またSIDSは家庭でも発症しているので、保護者へのSIDS予防のための情報提供を入園時に行います。

睡眠中の事故予防について

1　園児の体調の確認(入園時、朝の受け入れ時)
　・家庭での健康状況の把握、登園時の視診、風邪症状の有無、呼吸状態、喘鳴、顔色、厚着させていないか、体温等の観察を行う。両親の喫煙状況も把握しておく。

2　睡眠環境を整える
　・夏季室温27〜28℃湿度60〜65％（外気温との差が5℃以内を目安に適宜調整）
　・冬季室温20〜23℃湿度50〜60％（加湿器など湿度を上げる工夫をする）

3　事故防止のために
　・バスタオルや毛布は、顔にかからないようにし、バスタオルを敷く場合は、しわを伸ばす（CO_2を拡散させる）。顔の周りに物を置かない。よだれかけは外す。
　・雨の日など、室内が暗いときはカーテンを閉めず、顔色等が観察できる明るさを保つ。
　・0〜2歳児クラスは、子どもをうつぶせ寝にしない。睡眠の妨げにならないよう仰向けに直す。横向きも危険、子どもの顔が見える位置で観察する。
　・3歳児クラス以上も、顔色が観察できないためうつ伏せ寝は直すのが望ましい。仰向けに直すか、そのままであれば十分な観察を行う。
　・低月齢児や体調不良児、及び新入園児は、保育者の近くで寝かせ観察する。

4　年齢と睡眠チェック方法

①０歳：５分毎
②１歳：10分毎
③２歳：10分毎
④３歳以上：30分毎
⑤０〜１歳児は個別チェックとする。
⑥１歳児クラスの新入園児：入園後
　１ヵ月は５分毎にチェックする
　（SIDSは入園月に多い）。

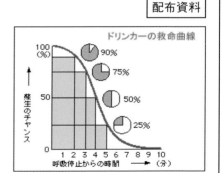

⑦室温・湿度は時間ごとに確認して記入し、室内環境を調整する。
⑧チェック表は、チェックした人がその都度記入する。
⑨うつ伏せから、仰向きに直した場合もチェックする。
⑩睡眠状態を確認し異常があれば、その都度記入し必要な対応をする。
※上記①〜⑩を厳守する
※チェック時間は、「２歳児も10分毎のチェックが必要」など自治体によって
　ちがいます。
※チェック表は、監査や第三者評価などの際に提出を求められることがあるの
　で、５年間保管する。

参考：『保育園の保健のしごと』乳幼児突然死症候群（SIDS）P45

4月／防災安全①

防災安全①　「災害から身を守る」

対象：3〜5歳児
目的：定期的に避難訓練を実施し、身を守るための必要な対応を身につける。
ねらい：災害時に、自分の身を自分で守ることが出来る。
　　　　安全に、安全な場所にいち早く避難することが出来る。
　　　　災害時の危険を知り、皆で協力することが出来る。
必要物品：カードゲーム「ぼうさいダック」
指導案：

内容・活動	指導上の留意点	教材など
①「地震って何か知ってる？」 「この間も、○○で地震があって、お家が壊れたり、道が割れて通れなくなったり、壊れたお家などでケガをしたり、命を落とした人もいます。地震などの災害は、なくすことが出来ません。もし、災害が起きたときに、どうすれば、自分を守れるかを今日は覚えましょう」　などの説明を行い、これから防災について話すことを説明する。	ニュースになっている地震などの災害が身近にあった場合は、その話題をすると興味を持ったり、危機感を抱きやすい。	
②ぼうさいダックカードを使用し、指導する。 　地震が来たら…、火事になったら…などカードの表に防災の対象が描かれており、裏に適切なポーズが描かれているので、適切なポーズを覚え、その後カードを出して、災害の種類にあったポーズをするゲームを行う。	指導の方法については、実施の手引きがあるので、それにもとづいて行うとやりやすい。	ぼうさいダックカード
③避難訓練の際に、ポーズが出来ているか訪室する。 　カードを持参し、今取るべきポーズを再度示す。		

教材：「ぼうさいダック」カード

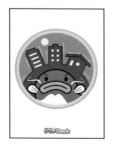

地震のときは…

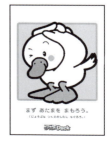

「ダック」のポーズ。
両手を頭に乗せかがみ込む。

4月／防災安全①

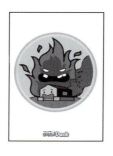 火事のときは…

「タヌキ」のポーズ。
両手（ぬれたハンカチ）を口に
あてる。

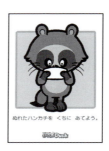

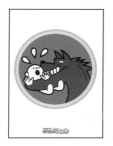 誘拐されそうになったら…

「ヒツジ」のポーズ。
大きな声で「わぁー！」と叫ぶ。

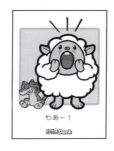

資料／一般財団法人：日本損害保険協会

実際の指導：

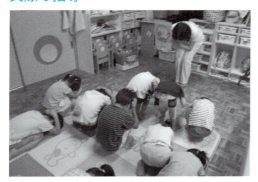

「ダック」のポーズの練習

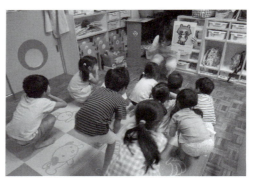

「タヌキ」のポーズの練習

指導のすすめ方やアドバイス：
- 子どもたちと、遊ぶ感覚で行う。
- 誘拐されそうになった場合の指導では、皆で思いっきり大きな声を出すので、大きな声を出してもよい環境、時間帯にしておく。
- 避難訓練の際の、事後指導に用いてもわかりやすい。

参考：『保育園の保健のしごと』防災・災害時対応 P143〜144

4月／防災安全②

防災安全②　「防災ポーズ」

対象：3〜5歳児
目的：定期的に避難訓練を実施し、身を守るために必要な対応が身につく。
ねらい：地震時、火災時に、自分の身を自分で守ることが出来る。
　　　　安全な場所にいち早く避難することが出来る。
　　　　災害時の危険を知り、皆で協力することが出来る。
必要物品：防災に関する絵本・紙芝居など、防災ポーズのパネル

指導案：

内容・活動	指導上の留意点	教材など
①地震や火災などの防災に関する絵本や紙芝居を読み、これから地震や火災の時にどうすればよいかを説明する。または、身近な震災の話などをして、対応方法を学ぶことを説明する。	ニュースになっている地震などの災害が身近にあった場合は、その話をすると興味を持ったり、危機感を感じやすい。	絵本・紙芝居など（p41）
②「部屋の中にいて、地震があったら…どうなるか考えましょう。」 ③「園庭にいたら…？」 ④大切な頭を守りましょう。 「防災ポーズをします。」 （頭と首を守る／背中は丸く／膝をつく） パネルなどを子どもたちに見せる。 子どもたちに、ポーズをしてもらう。 ⑤「火事になったらどうなるかを考えましょう」 ⑥煙を吸わないようにして逃げましょう。 「口を手で押さえて、低い姿勢で逃げます。ハイハイをするくらい低くなります」。 ⑦いつもと違うことがある場合は、先生の言うことをよく聞いて、みんなで協力して身を守りましょう。	周りを見渡して、どうなるかを想像させる。 グラグラと揺れます…とヒントを与えながら意見を引き出す。 場面を変えて、想像してもらい、意見を引き出す。 子どもたちのポーズを確認する。 火が出るよ…などのヒントを与えながら意見を引き出す。 有害な煙は天井から充満してくるため、低い姿勢でできるだけ早急に脱出することが重要。	防災ポーズのパネルなど
⑧避難訓練の際に、訪室して、ポーズができているかを確認し、再度声をかける。		

実際の指導：

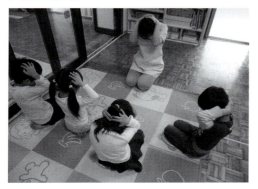 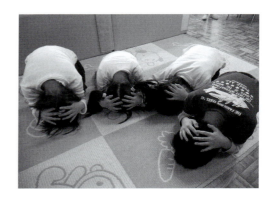

指導のすすめ方やアドバイス：
- ●ポーズがうまくできない子どもは、保育士などに指導の協力をしてもらう。サブの先生がいる場合は、子どもたちを見回ってもらう。
- ●部屋からの脱出訓練まで行うとわかりやすい。
- ●人員に余裕がある場合は、見本を何人かで行うとわかりやすい。

参考）危機管理教育研究所
　　　http://www.kunizakinobue.com/bosai/protect_child.html
参考：『保育園の保健のしごと』防災・災害時対応 P143〜144

 コラム「安全計画における訓練効果」

「児童福祉施設の設備及び運営に関する基準等の一部を改正する省令（令和5年厚生労働省令第159号）」において保育所等については、令和5年4月1日より安全に関する事項についての計画を各施設において策定することが義務付けられました。年間で計画性をもって、様々な訓練や施設内または保育活動内の安全点検などを行います。

　その一つに不審者訓練があります。「不審者訓練です。ねずみが入ってきました」放送はそれだけですが、そこには意味があります。1階から不審者が侵入した設定を「ねずみ」2階からの侵入は「からす」と合言葉を園内で決めています。子ども達は、保育士に誘導されて身を潜めて避難します。

　避難訓練の効果は、職員にだけではなく、真剣に訓練に臨む職員の姿を見た子どもたちにとっても、教育的効果が見られます。また、保護者へは訓練の様子を理解してもらうために、訓練中の写真を園内に掲示しています。

　日常的に子どもと一緒に行う訓練の重要さは、東日本大震災の際にも証明されました。子どもたちが安全に過ごせるために、訓練を重ねていこうと思います。

4月／防犯安全

防犯安全③　「いかのおすし」

対象：3〜5歳児
目的：定期的に避難訓練を実施し、身を守るために必要な対応が身につく。
ねらい：犯罪に巻き込まれた時の危険を知る。
　　　　自分で自分の身を守ることが出来る。
必要物品：「いかのおすし」のパネル

指導案：

内容・活動	指導上の留意点	教材など
①防犯に関係する絵本を読み、防犯の話をすることを説明する。	ニュースになっている犯罪の場面が身近にあった場合は、その話をすると興味を持ったり、危機感を感じやすい。	絵本など（p41）
②**いか**…いかない 　知らない人に声をかけられてもついていかない。 ③**の**…　のらない 　車やオートバイに乗るように言われても乗らない。 ④**お**…　おおごえでさけぶ 　むりやり連れていかれそうになったら、大声を出す。 ⑤**す**…　すぐ逃げる 　できるだけ走ってすぐに逃げる。 ⑥**し**…　しらせる 　出会った大人の人に知らせる。 自分が気を付けていても、無理に連れていかれることもある。できるだけ大人の人と一緒に歩き、手をつないで歩きましょう。	甘い誘惑の言葉 「おかしあげるよ」 「面白いところへ連れて行ってあげるよ」などの言葉を具体的に上げて話すとわかりやすい。	「いかのおすし」のパネル
⑦降園する際に声をかけて、思い出すよう試みる。		

4月／防犯安全

教材：いかのおすしパネル CD

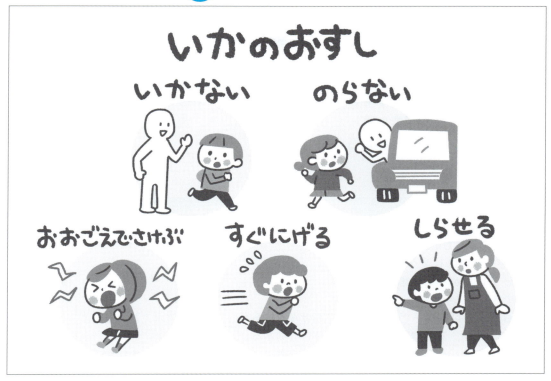

指導のすすめ方やアドバイス：
● 知らない人のなかには、悪い人もいることを伝える。
● 人員に余裕がある場合は、役をつけて演劇で伝えるとわかりやすい。
● 子どもへの暴力から身を守るために、NPO法人CAPセンターJAPANに「3歳〜8歳対象のCAP就学前プログラム」で防犯教育を依頼することもできる。
　http://cap-j.net/support/personal/group-intro
参考：『保育園の保健のしごと』不審者対応 P145〜146

5月／手洗い①

手洗い①　「ご飯の前は、手を洗おう」

対象：0歳児　（離乳食開始前後より）
目的：手拭きや手洗いにより、清潔に保つ心地よさを感じ、その習慣が身につく。
ねらい：介助で食事前に手をきれいに拭いてもらい、気持ちよい感覚がわかる。
　　　　自ら立位が可能になったら、食事前に石けん、流水で手を洗う習慣がつく。
必要物品：おてふき、液体泡石けん

指導案：

内容・活動	指導上の留意点	教材など
①日々の生活の中で習慣づける。		
②離乳食の子どもは、食前に手を拭く。「手をきれいにしようね」などの声掛けをしながら、食事前におてふきできれいに手を拭く。		手洗い歌（保育園で使っている歌）
③自ら立位の可能な子どもは、水道の前に行き、液体泡石けんと流水で手を洗う。その際に、手洗い歌を保育者が歌いながら、手を洗う。	石けんが残らないように、流水で洗い流すように介助する。手洗い歌は、進級した際も混乱なく使用できる保育園内で統一した歌を使用する。	
④子どもが食前に手を洗いたがる姿が見られるか確認する。	食事を早く食べたい子どもが、手を洗うようなしぐさや、手洗いに早く連れて行ってほしい様子が見られると、手洗いの習慣がついていると思われる。	

実際の指導：

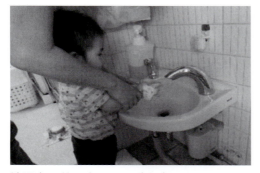

洗面台の前に立つと、手を合わせている。

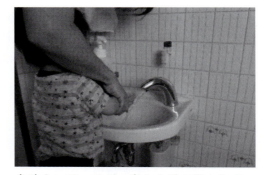

介助をしているが、自らも手を動かして、洗おうとしている。

指導のすすめ方やアドバイス：
- 日々、同じタイミングで手を拭いたり、手洗いを行うようにする。
- 子どもが手洗いの歌を一緒に歌ってくれるようになるには時間がかかるが、根気よく保育者が歌いながら手を洗うと、自然に子どもは覚えていく。
- 子どもが手で泡だたせることは難しいため、センサーで泡になった石けんが出てくるポンプが洗いやすい。

参考：『保育園の保健のしごと』手洗い P79～81

コラム「混合保育（異年齢保育）での健康教育」

　私の勤める保育園では、幼児（3～5歳児）は、混合保育（異年齢保育）を行っています。

　成長、発達に差がある子ども達に健康教育をするにはどうしたらよいのだろうと悩んだすえ、私は今は、クラスごと（3～5歳児混合）に健康教育をしています。

　例えば手洗い指導ですが、まずは、手を洗うことに興味を持って取り組むことができるよう指導します。3歳児にとっては、少し理解が難しい話も、4歳児、5歳児と成長するごとに、より深く子ども達の理解を得られるようになります。毎年毎年同じように指導しているので、5歳児からは、話しをする前から「その話、知っている！」と嬉しそうに声がかかりますが、再確認できるように促し、質問には率先して答える様子を褒めます。3歳児は良く理解していない様子がうかがえますが、手洗いの仕方を見せると、一生懸命指導の様子を見ています。大人の様子はもちろん、4歳児、5歳児の様子をよく見て真似る姿が見られます。そんな姿を見て4、5歳児も再認識でき、4、5才児が3歳児に教えている姿も見られます。それが混合保育（異年齢保育）クラスで行う健康教育の良さだと思います。

手洗い② 「手には、ばい菌がいっぱい！」

対象：1歳児
目的：手洗いを習慣づけることで、自ら健康で安全な生活をつくり出す力が身につく。
ねらい：手を洗わないで食べると、ばい菌が口に入ることがわかる。
　　　　介助で食事前に手を洗うことができる。
必要物品：手洗いエプロンシアター、液体石けん、ばい菌のイラストを描いた模造紙、ボール

指導案：

内容・活動	指導上の留意点	教材など
①手洗いについて話をすることを伝える。 ②「手は何をするときに使いますか？」	エプロンシアターなどで、手は何をするときに使うかを、ヒントを出しながら子どもたちから引き出す。言葉のコミュニケーションが良好な子どもばかりではないが、代弁をしたりしながら、引き出すようにする。	手洗いエプロンシアター　など
③手には、ばい菌が付いていて、そのまま食べるとバイキンがおなかの中に入り、腹痛を起こすこともあると説明する。 ばい菌が付いたままの手でおにぎり（例）をつかんで食べたら、ばい菌も一緒にお腹のなかに入って、お腹が痛くなるという事を、話す。 ④手を洗うと、ばい菌がいなくなってお腹が痛くならないことを話す。 ⑤手の洗い方を、練習する。 　皆で、手洗いの歌を歌いながら、何度か練習する。 　他の子どもたちも、水道の前ではないが一緒に洗う練習を行う。 ⑥実際に一緒に手を洗ってみる。 　「みんなで、ばい菌をやっつけるぞ！」と、ばい菌がなくなることが手洗いの目的という意識をつける。	エプロンシアターや紙芝居などを使って話すと、わかりやすい。 ばい菌をやっつけて、かつイメージを持てるように配慮する。	手のイラスト ばい菌のイラスト　など 手洗いの歌 ばい菌のイラストを描いた模造紙
⑦時々、手洗いのタイミングで訪室し、声をかける。	訪室して見る事で、子どもの意識が高まる。	

5月／手洗い②

実際の指導：

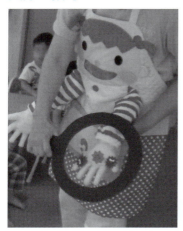

手には、ばい菌がたくさんついていることを見せる。

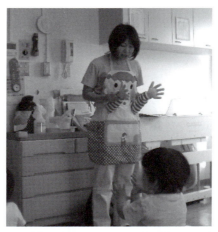

手の洗い方とともに、手を洗うとばい菌がなくなることを示す。

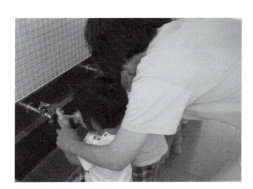

実際に介助で洗う。

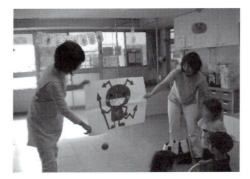

ばい菌をやっつけるぞ！とばい菌にボールを投げて、ばい菌を倒している。

指導のすすめ方やアドバイス：

●視覚的に、ばい菌が手についている様子を示すとわかりやすい。
●お腹が痛くなるシーンでは、実際に演技をするとわかりやすい。
●みんなでばい菌をやっつけようという意識をつける。
参考：『保育園の保健のしごと』手洗い P79〜81

5月／手洗い③

手洗い③　「虫めがねでみえるかな？」

対象：2歳児
目的：手を清潔にする必要性を理解し、自ら健康で安全な生活をつくりだす力を養う。
ねらい：正しい手洗いを身につけることで、手にばい菌がいなくなることがわかる。
必要物品：ばい菌虫めがね、ばい菌イラスト、手のイラスト、液体石けん、手洗いの絵本や紙芝居など。

指導案：

内容・活動	指導上の留意点	教材など
①手を事前に洗っておいてもらう（トイレ後の手洗いなどタイミングを合わせる）。 ②手洗いについてお話をすることを伝える。 ③手洗いについての、絵本や紙芝居を読み、手洗いについて興味をもってもらう。		手洗いの絵本や、紙芝居など
④手を洗ったか聞き、「では、手はきれいですね？」と問いかける。 ⑤子どもたちの手を、ばい菌虫めがねで見て、ばい菌が手に付いているところを見せる。 ⑥手のどこに、ばい菌が残りやすいかをイラストを使って説明する。 ⑦手の洗い方を、歌いながら復習し、個々に洗う。 ⑧ばい菌虫めがねで再度確認し、ばい菌がなくなったことを喜ぶ。	虫めがねをかざす瞬間に、ばい菌のイラストを子どもの手に貼り付ける。 ばい菌が手に付くことを怖がり、泣いてしまう子どももいるため、個性を理解しておく。	ばい菌虫メガネ ばい菌イラスト 手のイラスト 液体石けん
⑨後日、手を洗うタイミングで訪室し、ばい菌がいなくなるように洗えているか、声をかける。	手を洗えていたらほめて、「ばい菌がいなくなったね」などの声掛けで、前回の指導内容に触れる。	

参考：『保育園の保健のしごと』手洗い P79〜81

5月／手洗い③

教材：ばい菌虫めがね

厚紙やダンボールで虫眼鏡の形に切り、アクリル板をはさみ、黒の画用紙で覆う。

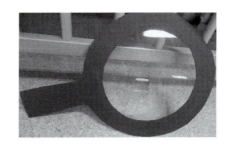

ばい菌イラスト／手のイラスト

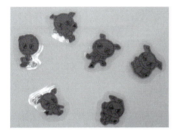
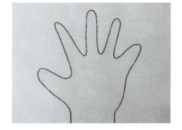
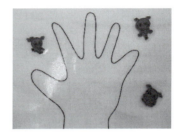

実際の指導：

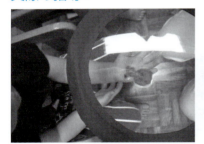
手に付いたばい菌発見！

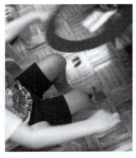
手のばい菌を怖がっている子ども

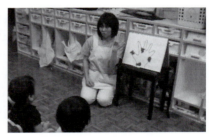
手のどこにたくさんばい菌が残りやすいかを説明。

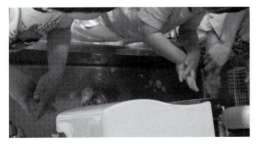
実際に石けんと水道水で手を洗う。

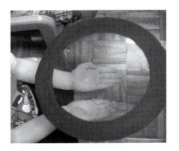
ばい菌も消えた！

指導のすすめ方やアドバイス：

- ばい菌が手についていることを発見したら、大げさに驚く。
- 手の洗い方は、左右のどちらも洗える様に練習していく。両手をきれいに洗うことは難しいので、できていなくても、手を洗おうとしていたら、ほめていく。

手洗い④　「ばい菌 バイバイ」

対象：3歳児
目的：病気の予防などに必要な手洗いをすすんで行う。
ねらい：感染経路について知り、手洗いの必要を感じる。
　　　　積極的に手洗いに取り組むことができる。
必要物品：手洗い指導パネル（『保育園の保健のしごと』p85参照）
　　　　　「手洗いせずにご飯を食べて、お腹が痛くなってしまった」といった内容の紙芝居や絵本（P37参照）

指導案：

内容・活動	指導上の留意点	教材など
①手洗いの指導を行うことを伝える。 ②どんな時に手洗いをするかを質問する。	子どもたちから出た答えは、できるだけ否定しないで、つないでいく。答えが出にくいときは、ヒントを出して答えを導く。	
③必要物品で準備した紙芝居や絵本を読み、どうしてお腹が痛くなってしまったのか質問する。	子どもたちから出た答えは、できるだけ否定しないで、つないでいく。答えが出にくいときは、ヒントを出して答えを導く。 いろいろなところにばい菌がついていることを教える（環境からの接触感染）。 「手にはたくさんのばい菌がつきやすいこと」 「食事前に手を洗わないと、ばい菌がお腹に入って病気になること」を引き出す。	
④どうすればお腹が痛くならないか質問する。	「病気にならないためには、手を洗ってから食事することが必要だということ」を引き出す。	
⑤子どもたちと一緒に手洗いについて確認する。	「食事の前には、必ず手を洗う」ことを子どもたちと確認する。	
⑥手洗い歌を教える。 　空中で手洗いの練習をする。	子どもたちが楽しく行えることを最優先にする。	手洗い指導パネル
⑦保護者に指導の内容と様子を掲示してお知らせする。 ⑧食事前に訪室し、手洗いができているかの声掛けを行う。	子どもたちが手洗いの必要性を理解しながら手洗いを行っているか、声をかけながら確認する。	

5月／手洗い④

実際の指導：

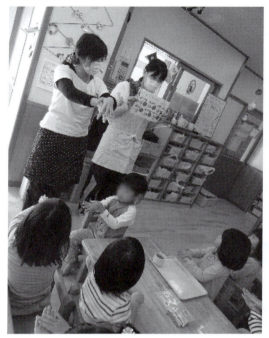
手洗いを一緒に確認しながら練習する。

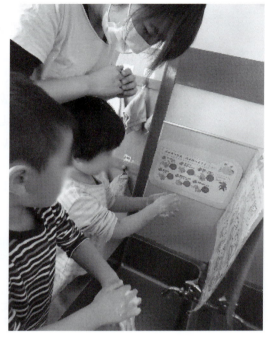
個別に声をかける。

指導のすすめ方やアドバイス：
- 手洗い方法の理解については、月齢により個人差が大きいので、本人のペースを尊重する。
- 事後指導として、手洗いの場で声掛けをすることで、子どもたちの意識が高まる。

参考：『保育園の保健のしごと』手洗い P79～81

5月／手洗い⑤

手洗い⑤ 「ていねいに洗おう！」

対象：4歳児
目的：感染予防ができることを理解して、手洗いを行う。
ねらい：どんな時に手洗いをする必要があるのか理解する。
　　　　魔法の水を使い大人の手洗い残しを見て、丁寧に洗う必要を感じる。
　　　　洗い残しを意識し、丁寧な手洗いができる。
必要物品：液体石けん、ペーパータオル（手拭きタオル）、希ヨード、でんぷんのり、
　　　　　バケツ、レジャーシート、プロジェクターなど

指導案：

内容・活動	指導上の留意点	教材など
①子どもたちに、手洗いについて話をすることを説明する。 ②「手洗いせずに食事した子が腹痛をおこす」という内容の劇を行う。	保育士に協力してもらうと、子どもたちの興味をひく。	
③保育士の手にでんぷんのりをつける。 ④手洗い歌の復習をする。 　空中で手洗いの練習をする。 　保育士はこのときに、のりを手全体につける。 ⑤でんぷんのりが乾いたら、保育士には通常の手洗いをしてもらう。 ⑥保育士は魔法の水に両手をつけて、ゆっくり引き上げる。 ⑦再度、着色しているのりが完全にとれるまで、丁寧に手洗いを行う。	「手洗いの練習のためにつけます」などの説明をしてでんぷんのりを保育士の手に付ける。 手洗いの歌をみんなで歌いながら、また手洗いのパネルや絵を見せながら、再確認できるようにする。 手洗い後の手拭きは丁寧にしすぎないようにする。 手首までつかるように、たっぷりの魔法の水を準備する。手を引き上げたときに着色していたら、大げさに反応する。	でんぷんのり 手洗い手順のパネルなど 魔法の水（ヨード水） レジャーシート バケツ
⑧子どもたちに、魔法の水に入れた後の手を見て、どうだったかを質問する。 ⑨手洗いをして、そんなに汚れが残っていたらどうなるかを考える。 ⑩これからは、手洗いを丁寧にするように促す。	個々に聞きながらも、みんなで話し合えるよう配慮する。 食事前だったら、ばい菌がお腹に入って病気になる、鼻水を触った後だったら、病気がほかの人にうつってしまう事を引き出す。	
⑪クラスの手洗いのタイミングで訪室し、手洗いができているかの声掛けを行う。	手洗い指導の効果を確かめる。 子どもの手洗いの様子を見て、不十分な点については個別で声をかける。	

5月／手洗い⑤

教材：劇の台本

4歳児　手洗い指導「ていねいに洗おう！」

配　役	セリフ	
	ある日の保育園、○○組さんは泥んこ遊びをしています。楽しそうですね。	
子ども	ドロドロのA液に手を入れて、楽しそうに遊ぶ	思いっきり手につけて
保育士	「みんな〜　そろそろごはんの時間になるから片づけをして、手を洗ってお部屋に入るよ〜」	
子ども	「え〜　もっと遊びたいけど…お腹もすいたしなぁ」	A液片づける
保育士	「ちゃんと、石けんつけてきれいに洗ってね！」	
子ども	石けんを使わないでさっと水をかけるだけ…	
ナレーター	「あれっ。こんな手洗いで本当に大丈夫かしら…？」	
子ども	食事中。手づかみでパクパクおいしそうに食べる。	
子ども	急にお腹が痛くなってきた。 「う、う…　お腹が痛い」苦しそうにお腹を押さえる。	
保育士	「どうしたの？○○くん。大丈夫？」	
子ども	「おなかが痛いよ〜」	
保育士	「○○くん。ごはんの前にちゃんと手を洗ったの？」	
子ども	「……」	
ナレーター	「あらあら、大変ですね。○○くん、おなかが痛くて辛そうですね。」 「どうして、おなかが痛くなってしまったのでしょう？」 「○○くんの手を見てみましょう」手を見せる子ども 「目で見ただけだと、あまり汚れているようには見えないね。 「この魔法のくすりを使うとね…」	子どもたちの反応を引き出す 「さっき、ちゃんと手を洗わなかったから」など
子ども	B液に手をつける。 驚いた表情で、	手が紫色になる
保育士	「大変！○○くんの手が…　どうしてですか？	
ナレーター	「それはね…　さっき、みんなも見ていたから分かると思うけど。手をちゃんと洗わなかったよね？」 「目で見ただけでは分からないばい菌が、手に付いていたのですね。それを石けんを使わず、ちゃんと洗わなかったから、手に付いたばい菌がおなかに入ってしまって、○○くんはおなかが痛くなってしまったの。」 「○○くん！これからは手洗いはちゃんとやって下さいね！」	
子ども	「うん！　わかったよ。」	
看護職	「はい。それでは、みんなも、しっかり手を洗うようにしましょうね。」 「では、手はどんな時に洗うのでしょう？」	
看護職	①お外からおうちに帰ったとき　②トイレの後　③ごはんの前　④虫やペットをさわった後	

5月／手洗い⑤

看護職	「それでは、みんなもよく知っている、"あわあわ手洗いの唄"を見ながら手の洗い方を一緒に行います。」	プロジェクターを操作し映像を流す
看護職	「これで、手洗いのお話を終わります。みんな、しっかり、きれいに手を洗うようにして下さい。」	

※A液：でんぷんのり　B液：ヨード水（水1ℓに対して小さじ2杯の希ヨードを入れて、よく混ぜる）

指導のすすめ方やアドバイス：
- ヨード・でんぷんアレルギーなどについて、事前に園と保護者へ確認をする。
- ヨードでんぷん反応が出やすいように、でんぷんのりはたくさん塗ったほうが良いが、あまり多いと乾かないので、どの程度が適当か事前に実験を行うと良い。
- ヨードは、周りに飛ぶと着色してしまうので、レジャーシートなどで保護をしっかりしておく。
- 子どもの反応に大げさに驚いたり、喜んだりする。
- 事後指導として、手洗いの場で声掛けをすることで、子ども達の意識が高まる。
- 手の洗い残しを見ることで手洗いの不十分さを知り、3歳の時とは異なり、不十分な点を教えていく段階に入る。

実際の指導：

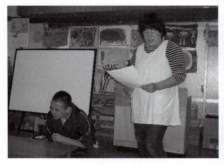

手洗いの必要性を伝える劇を見せる。

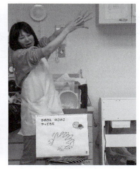

みんなで手洗いの歌を歌いながら、復習。

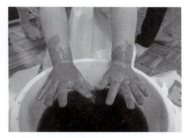

魔法の水に手をつけると、汚れが出てきます。
こんなに汚れが…

参考：『保育園の保健のしごと』手洗い P79〜81

手洗い⑥ 「ピカピカの手になろう」

対象：5歳児
目的：感染予防である手洗いが適切にでき、自ら健康で安全な生活をつくりだす力を養う。
ねらい：自分の手洗いの不十分さに気づき、洗い残しのない丁寧な手洗いができる。
必要物品：液体石けん、ペーパータオル（手拭きタオル）、手洗いチェッカー、専用ローション、手洗いのパネルやイラスト

指導案：

内容・活動	指導上の留意点	教材など
①手洗いの指導を行うことを伝える。 ②どんな時に手洗いをするかを質問する。	子どもたちから出た答えは、できるだけ否定しないで、つないでいく。答えが出にくいときは、ヒントを出して答えを導く。	
③手に、手洗いチェッカー専用ローションをつける。	「手洗いの練習のためにつけます」などの説明をして専用ローションを子どもの手に付ける。この時に保育士1人にも一緒に行ってもらうとよい。	手洗いチェッカー専用ローション
④手洗い歌の復習をする。 　空中で手洗いの練習をしながら、手全体につける。 ⑤通常の手洗いをしてもらう。	手洗いの歌をみんなで歌いながら、また手洗いのパネルやイラストを見せながら、再確認できるようにする。 手洗い後の手拭きは丁寧にしすぎないようにする。保育士も一緒に洗う。	手洗いのパネルやイラスト
⑥一人ずつ、手洗いチェッカーに手をかざしてもらう。 ⑦完全にとれるまで、丁寧に手洗いを行う。	洗い残しを一緒に確認する。	
⑧子どもたちに、洗い残しを見せて、どうだったかを質問する。 ⑨手洗いをして、そんなに汚れが残っていたらどうなるかを考える。 ⑩これからは、手洗いを丁寧にするように促す。	個々に聞きながらも、みんなで話し合えるよう配慮する。 食事前だったら、ばい菌がお腹に入って病気になる、鼻水を触った後だったら、病気がほかの人にうつってしまう事を引き出す。	
⑪翌日、クラスの手洗いのタイミングで訪室し、手洗いができているかの声掛けを行う。	前日の手洗い指導の効果を確かめる。	

5月／手洗い⑥

教材：手洗いチェッカー

実際の指導：

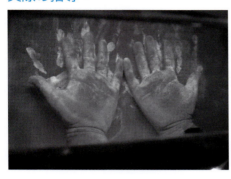

手洗いチェッカーに手をかざし、洗い残しを確認する。

指導のすすめ方やアドバイス：
- 手洗いチェッカー専用ローションの使用にあたり、事前に園と保護者へ説明や確認をする。
- 子どもの反応に大げさに驚いたり、喜んだりする。
- 事後指導として、手洗いの場で声掛けをすることで、子ども達の意識が高まる。
- 自分の手の洗い残しを見ることで、4歳の時とは異なり、自分の手洗いの不十分な点を自覚して、洗い残しのない丁寧な手洗いをする段階に入る。

参考：『保育園の保健のしごと』手洗い P79～81

コラム「2歳児の手洗い」

　泡石けんを手のひらにのせ「フワフワきれい！」流水でジャー！「モコモコ流れていったよ！」（笑）まるで科学実験の様です。そんな2歳の姿から、手洗い指導をする前に「よごれをおとす」方法を一緒に考えようと思いたちました。

　さっそく、芋ほりの翌日「サツマイモを食べましょう」と、泥付いもが登場しました！たまった水に浸して引きあげただけで、さあお鍋に入れようとすると、「あーつまだきたないよ！」という声が。何度チャプチャプしても、なかなか泥が落ちない！困っているフリの私に子どもたちはいろいろ提案してきます。「ゴシゴシするんだよ！」と『こする』仕草をする女の子もいます。では、やってみましょう！私のてのひらと指でゴシゴシ…きれいな紫色のサツマイモが姿を現しました！

　その後子ども達と一緒に、泥のついた手を洗います。「ごしごし…」念仏のように唱える子も。石けんも使ってみると、さらに取れやすくなったことも体験しました。

　生活や遊びの経験に寄り添いながらアドバイスするのも2歳児保健指導の手法の一つではないでしょうか。次回、ばい菌のはなしに繋げていこうかな…と思うのでした。

5月／うがい

うがい 「口の中をきれいにしよう」

対象：2～5歳児

目的：自ら感染予防ができる。口腔内を衛生的に保つことができる。

ねらい：風邪予防・むし歯予防として「がらがらうがい」や「ぶくぶくうがい」ができる。
　　　　口腔内を清潔にすることができる。

必要物品：コップ、水、個人タオル（ペーパータオル）、「うがい」のイラストパネル

指導案：

内容・活動	指導上の留意点	教材など
①うがいの指導を行うことを伝える。 ②どんな時にうがいをするかを質問する。	子どもたちから出た答えは、できるだけ否定しないで、つないでいく。答えが出にくいときは、ヒントを出して答えを導く。 「がらがらうがい」と「ぶくぶくうがい」の回答がでることが多い。	
③ぶくぶくうがいの方法を話す。 ・イラストを見せて、ばい菌や食べ物のカスを出すためのうがいだと説明する。 ④うがいの仕方を実際に見せる。	どちらのうがいも3回ずつと伝えると模倣しやすい。 特に2～3歳児は、大人がうがいする音・様子を見聞きすることでイメージがアップする。うがいの習慣には個人差があるので、子どものペースに合わせる。 ぶくぶくうがいのできる子は、がらがらうがいができることが多い。 がらがらうがいがうまくできない子は、水を含まないで、上を向いて「あー」と声を出す。次に水を含んで上を向くなどの練習をするのも有効。 …うがいで吐き出した水には汚れがあること、静かに吐き出すことを伝える。	「うがい」のイラストパネル

5月／うがい

⑤がらがらうがいの方法を話す。イラストを見せて、ばい菌やほこりを出すためのうがいだと説明する。 ⑥うがいの仕方を実際に見せる。 ⑦子ども一人ひとり順番にうがいをしてみる。		
⑧翌日、クラスの入室等のタイミングで訪室し、うがいができているかの声掛けを行う。	前日のうがい指導の効果を確かめる。	

参考：『保育園の保健のしごと』うがい P82

教材：うがいのイラストパネル CD

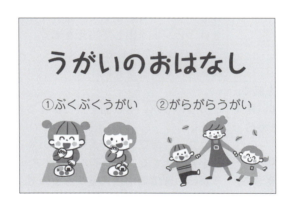

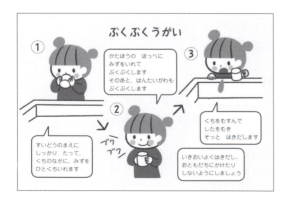

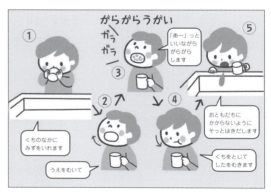

指導のすすめ方やアドバイス：

- うがいができない子は、その子のできるところまでを繰り返す。無理せず、できるところまで行い、褒める。
- 指導の内容がその場限りで終わらないように、担当の保育士と連携をとりながら日々の保育でも声をかけてもらえると子どもの身につきやすい。
- ２〜３歳児は、うがい水を喉の奥にとどめておけないこともあるので、タオルなどが首元にあると安心。自宅では、練習はじめを入浴時に行うと漏れを気にせず練習ができる。
- 最近は、ぶくぶくうがいを１回した後に、ガラガラうがいをするとうがいの効果がアップするともいわれている。

5月／鼻のかみ方

鼻のかみ方

対象：2歳児（復習として3歳児以上でも可）

目的：鼻をきれいにする方法を学ぶ事で自ら健康で安全な生活をつくり出す力を養う。
　　　鼻をきれいにする習慣を身につけ、見通しをもって行動する力を養う（3歳児以上）。

ねらい：鼻水は鼻についたばい菌を出すために出ている事がわかる。
　　　　鼻と耳はつながっているので鼻水をすすると耳の病気になってしまう事がわかる。
　　　　鼻水をかむ必要性がわかる。
　　　　鼻のかみかたがわかる。

必要物品：イラスト（ラミネートしたもの）、養生テープ、ティッシュペーパー

指導案：

内容・活動	指導上の留意点	教材など
①鼻のかみ方の指導を行うことを伝える。 「今日は鼻水の話です」		イラスト 「鼻水を出した子」
②鼻水の役割を聞く。 「鼻水はなんで出るのかな」 ③鼻水の役割を知らせる。 「鼻水は鼻についたばい菌を体の外に出すために出ています」 「なので鼻水が出たらかみましょう」	子どもたちから出た答えは、できるだけ否定しないで、つないでいく。答えが出にくいときは、ヒントを出して答えを導く。 「鼻水を出した子」のイラストに「ばい菌」のイラストを貼る。	イラスト 「ばい菌」 「鼻水をかむ子」
④鼻水をすする事でどうなるかを伝える。 「鼻水をすすってしまうと鼻水の中のばい菌が耳に行って耳の病気になってしまうよ（中耳炎）」「耳が痛くなったりするよ」 「だから、鼻水が出ていたらすすらないでかみましょう」		イラスト 「鼻と耳の解剖」 「耳を痛がる子」

⑤鼻のかみ方を見せる	以下、解説しながら子どもに見せる ・ティッシュペーパーは1枚 ・両手で鼻を覆うようにする ・大きく息を吸って口を閉じる ・片方の鼻を押さえて鼻から息を吐く ・息は強く吐かず優しく ・もう片方も同じようにかむ ・鼻汁をかんだペーパーはゴミ箱に捨てる	ティッシュペーパー
⑥実際に子どもにやってもらう。	一斉にやっても良いが、3～4人ずつ前に出てやってもらうなど、待っている子どもが飽きないような工夫をしても良い。 保育士についてもらい1人ひとりのかみ方を把握してもらう事で、日常の保育で継続してもらうようにすると良い。	
⑦「鼻かみ」の復習も兼ねて、「のど」「鼻」「手」についたばい菌をどう落とせばいいか考えてもらう。 「ばい菌は鼻の他にもねらっているよ。どこかな」	子どもたちから出た答えは、できるだけ否定しないで、つないでいく。答えが出にくいときは、ヒントを出して答えを導く。 のど：うがい 鼻：鼻かみ 手：手洗い	イラスト 「口を開ける子」 「手を見せる子」 「のど」「鼻」「手」
【3歳以上児対象内容】 ⑧鼻水をかまなくてはいけない場面のクイズをする。	子どもたちから出た答えは、できるだけ否定しないで、つないでいく。答えが出にくいときは、ヒントを出して答えを導く。	イラスト（クイズ） 「園庭遊びの最中」 「食事中」 「おでかけをする」 「友だちの鼻水」

教材：「鼻のかみ方」イラスト CD

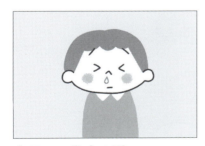

今日は、鼻水の話。

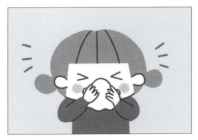

鼻水が出ていたらすぐかむ。

5月／鼻のかみ方

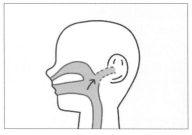 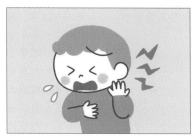

鼻と耳はつながってるよ。鼻水をすすると…

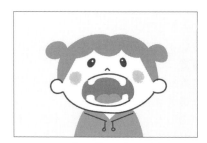 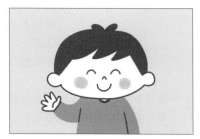

ばい菌は鼻の他にもねらっているよ…　どこかな？

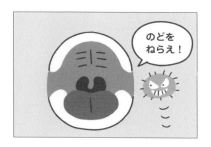

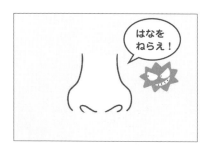

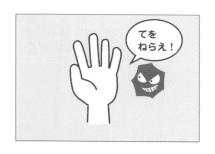

5月／鼻のかみ方

〔3歳児以上対象〕イラストクイズ CD

①砂場で楽しい泥あそび。鼻水がたれてきたのに気づいたけれど…。どうする？

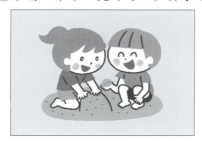

①はなみずをすすって、あそびつづける

②はなみずをようふくでふく

③はなみずをかみにいく

②ごはんを食べている時にくしゃみが出て鼻水がたれてきたよ…。どうする？

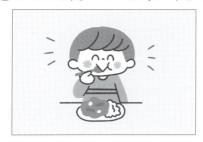

①はなみずをすすって、たべつづける

②はなみずをようふくでふく

③はなみずをかみにいく

③おうちの人とおでかけ。かぜをひいていて朝から鼻水が出ているよ。持っていくものは何かな？

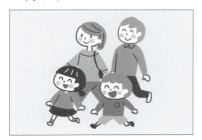 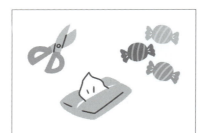

④友だちが鼻水をたらしているよ…。どういう風に声をかければいいかな？

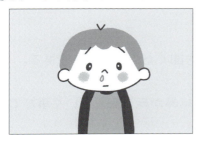

子どもたちから出た意見を、ひろっていく。自分が言われて傷つかない言い方や、言われた子が気付ける言い方を学べるように導き、友だちの事を気遣える心を育てるように関わる。

5月／鼻のかみ方

実際の指導：

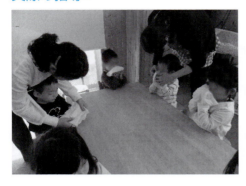

上手にかめない子には、ついて教えます（2歳児）。

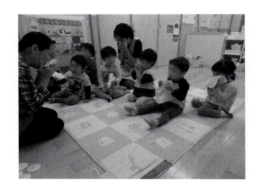

看護職のマネをしてかんでいます（2歳児）。

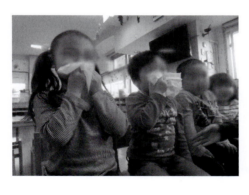

片手でかんでしまう子もいますが、上手にかめています（3歳児）。

指導のすすめ方やアドバイス：
- 2歳児は、月齢によりできない子どももいるが、話を聞くだけでも意味がある。
- 子どもの反応に大げさに驚いたり、喜んだりする。
- 保護者へ報告のお便りを出す事で、家でも同じように鼻かみを進めていく事ができる。

参考：『保育園の保健のしごと』鼻のかみ方 P83

5月／鼻のかみ方

コラム「鼻のかみ方の前に」

　子どもに言葉で「鼻をフン」と説明しても、できるようになるのは難しい場合もあります。そんな時には、こんなアイデアで「鼻から息を吐く」練習はいかがでしょうか？

手鏡

鼻の下と唇の間に手鏡をあてて、鼻息で鏡が曇ることを利用する。

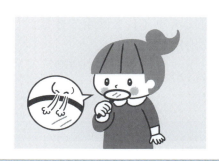

ティッシュペーパー

顔の前にティッシュペーパーを片手で持って
①口でフーと息を吹く
②鼻でフーと息を吹く
③片方の鼻を押さえて、鼻からフーと吹く（片手でティッシュを持って）。

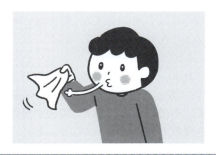

お花紙

鼻の下と唇の間に画用紙を置き、その画用紙の上にお花紙（イラストを描いて切る、または型抜き）を置き、それを鼻息で飛ばす。お花紙は薄いので、少しの鼻息でも飛ばしやすい。お花紙の量や、他の薄い紙等を工夫してみるとよい。

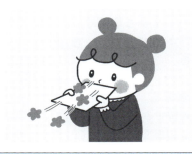

鼻かみ練習用風船

鼻かみトレーニングキットが販売されていたり、キットの手作り方法を紹介しているインターネットのサイトもあります。

5月／トイレの使い方

トイレの使い方　「正しく使おう！　みんなのトイレ」

対象：2～5歳児
目的：トイレの周りを清潔に保つ心地よさを感じ、その習慣が身につく。
ねらい：共用のものを、次の人が気持ちよく使えるように、考えることができる。
　　　　正しくトイレを使用できる。
必要物品：「トイレのつかいかた」パネルシアター、「和式トイレのつかいかた」パネル、和式トイレの模型、トイレットペーパーの布模型

指導案：

内容・活動	指導上の留意点	教材など
①トイレの使い方の話をすることを伝える。		
②「トイレを使ったことがない人？」と問いかける。	皆がトイレを使用することを確認する。	
③「使いたいトイレ、使いたくないトイレはどんなトイレ？」と問いかける。	使いたいトイレにするためには、みんなが使いたいトイレを作ることを、強調する。	
④パネルシアターを使って便器の種類（洋式便器、男子便器、和式便器）や使い方、汚れたときの処理の方法、スリッパの並べ方などを説明する。便器の種類を伝える。	スリッパやサンダルを使用している保育園は、その使い方も説明する。排尿や排便で便器が汚れないようにすること。万が一汚れたときは、自分でトイレットペーパーを使い、拭くことも伝える。和式便器では、立ち位置により尿や便が便器に付着することも伝えるとよい。	「トイレのつかいかた」パネルシアター
⑤トイレットペーパーが伸びすぎて床についている場面で、トイレットペーパーの使い方を説明する。トイレットペーパーの使用する長さを覚える。出しすぎないように練習する。	トイレットペーパーが床に付くと汚染されるため、つかないように切ることも伝える。実際に排便や排尿後に使用するトイレットペーパーの使用量については、根拠のある明確な教材がなく、各保育園で手が汚染されない程度のペーパーの量を使用している。保育園内で、使用するペーパーの量を決めておき、指導時と実際の排便や排尿介助の時とを統一させておくとよい。	トイレットペーパーの布模型
⑥和式トイレの模型を使用して、立ち位置やしゃがむ位置を体験する。		和式トイレ模型「和式トイレのつかいかた」パネル
⑦後日、子どもたちのトイレ時間に訪室し、上手に使用できているかを確認する。	指導事項を覚えていた場合には、褒めていく。	

5月／トイレの使い方

教材：「トイレのつかいかた」パネルシアター

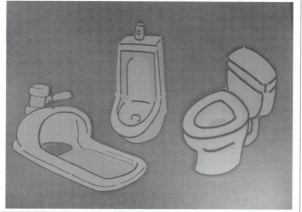

日本の便器には…
洋式便器（右）
男子便器（中央）
和式便器（左）
があります。
保育園の便器は、どの便器ですか？

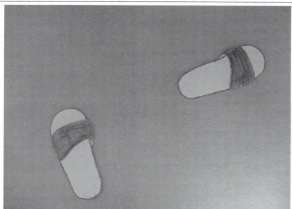

おしっこがしたいと思ってトイレに行きました。
スリッパがあっちこっちを向いています。
どんな気持ちですか？

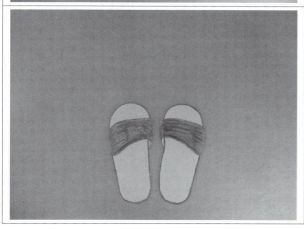

スリッパは、次の人が履きやすいように、右と左をそろえておきましょう。
次の人も、気もちよくて、履きやすいですね。

5月／トイレの使い方

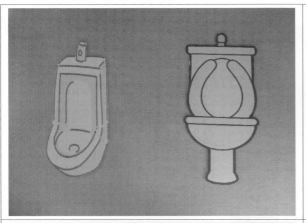

男の子が使う便器は、主に男子便器や洋式便器ですね。立っておしっこをする時は、洋式便器は「便座」という座るところを上に上げます。

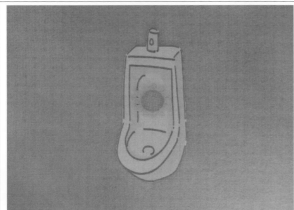

男の子用便器は、上の方におしっこを当てると、便器の周りが汚れたり、
おしっこが跳ね返ってきたりします。おちんちんをもって、便器の下の方をめがけましょう。

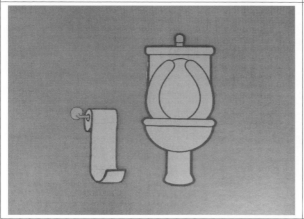

うんちをしたあとは、トイレットペーパーでお尻を拭きます。女の子はおしっこをした後に、お尻を拭きます。
もし、前の人がトイレットペーパーをたくさん出していて、床に垂れていたら、どんな気持ちですか？
いやですよね？
使い終わりは、短くしておきましょう。

5月／トイレの使い方

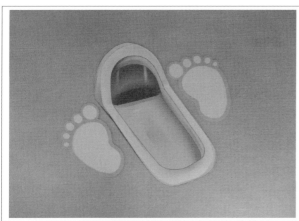

和式便器は、またいでしゃがみます。
後ろの方にしゃがむと、便器の外を汚してしまいます。
※「和式トイレのつかいかた　パネル」を使いながら、説明する。

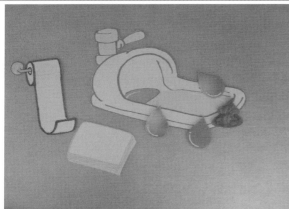

もし、便器が汚れてしまったら、どうしますか？
そのまま知らん顔をして出てくる？
汚れたことを大人の人に伝える？
自分できれいにして、出てくる？
トイレットペーパーを何重にもして、汚したところを拭いてきれいにしてから、出ましょう。そして、先生や大人に教えてね。

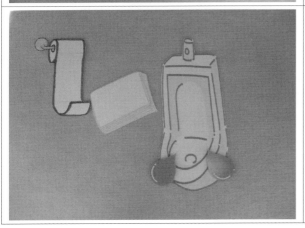

男の子の便器も、同じです。おしっこがもしもはみ出てしまったら、トイレットペーパーで拭いてから、出ましょう。

5月／トイレの使い方

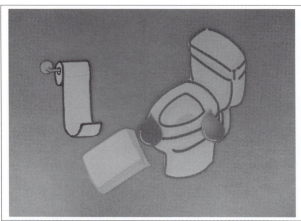

もちろん、洋式便器でも、同じです。

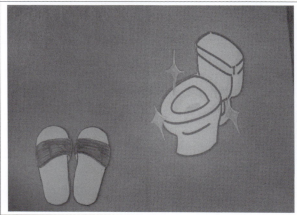

スリッパもそろえて、ピカピカのトイレで、みんなが気持ちよく使えるようにしましょう。

忘れてはいけないこと！
最後は、手をきれいに洗いましょうね。

トイレットペーパーの布模型

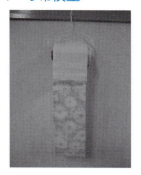 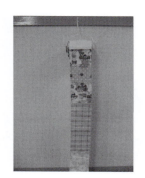

5月／トイレの使い方

「和式トイレのつかいかた」パネル CD

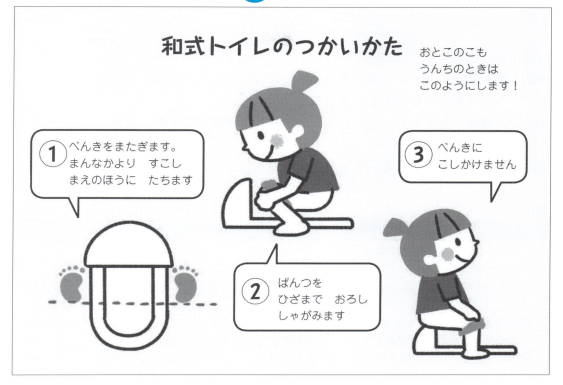

和式トイレの模型

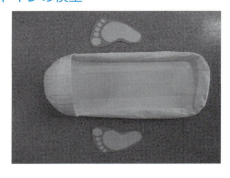
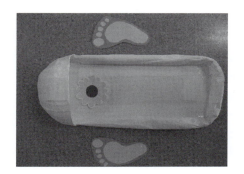

指導のすすめ方やアドバイス：

● 使いたくないトイレを見せて子どもたちに指摘させる方法や、逆にきれいなトイレから、汚いトイレへ変化させて見せる方法など、状況や子どもたちの反応で変えて行うとよい。
● 最近は小学校でも洋式便器が多いため、和式便器の使用方法は省いてもよい。
● 同時に、トイレットペーパーで排便、排尿後のお尻の拭き方の指導を行ってもよい。
参考：『保育園の保健のしごと』トイレの使い方 P84～P85

5月／事故防止

事故防止 「あぶない！ がわかるよ」

対象：2～5歳児
目的：事故防止のために、家庭や地域の関係機関の協力の下に安全指導を行い、子どもたち自らも事故予防ができる。
ねらい：事故が起きたら、どうなるのかを知り、事故が起きないようにルールを守ることが出来る。
必要物品：粘土、ドア、おもちゃ箱（角のある箱など）など

指導案：

内容・活動	指導上の留意点	教材など
①今から、ケガをするとどうなるのか？の話をすると伝える。		
②「ドアに手を挟むとどうなると思いますか？」 　実際のドアが近くにあれば、移動をして粘土で手を作り、実演をする。 　「では、どうすればドアで手を挟まないかな？」	子どもが自由に考えを言える雰囲気を作る。 その中で、「いたい」「血が出る」などの答えを引き出せるように導く。 子どもたちに事故予防に何が必要かを、考えてもらって発表してもらう。	粘土で作った手 ドア おもちゃ箱など
③「お部屋を走っていて、おもちゃ箱で頭を打ったらどうなると思いますか？」 　実際に粘土で頭を作り、見せる。		粘土で作った頭
④「滑り台から落ちたらどうなると思いますか？」 　実際に粘土で頭を作り、見せる。		
⑤自分だけでなく、お友だちにケガをさせてしまうこともあるということを説明する。 部屋の中は走らない、順番を守る、お友だちをおさないなどのルールを守って遊ぶと事故予防できることを再度話す。		
⑥後日、事故予防のできている子どもを見つけたら、褒める。また、危険な様子を発見した際は、健康教育の内容を思い出せるように声をかける。		

5月／事故防止

実際の指導：

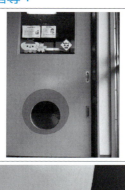	「ドアは開いたり閉まったりします」 ドア、扉は、保育園によって違うので、実際の扉を使って説明する。
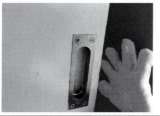	「部屋に入ろうと、お友だちが手を入れていた所に、勢いよく、バン！と閉めたらどうなるでしょう？」
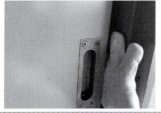	「痛いですねー。泣いてしまうかもしれません」
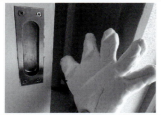	「手にドアの形がこれくらい付いてしまいました。手は押されて形が変わってしまうほどです。この後、腫れるかもしれません。骨が折れているかもしれません」
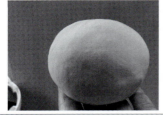	「みんなの頭は丸い形をしています」
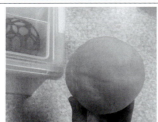	「お部屋を走っていて転んだときに、おもちゃ箱がありました」

5月／事故防止

	「おもちゃ箱の角で頭を打ってしまいました。どうなるでしょう？」
	「痛いですよねー」 「頭に、角の形が付いてしまいました。この後、腫れてコブができるかもしれません。血が出てしまうかもしれません」
	「高いところ、例えば滑り台の上から落ちるとどうなるでしょう？」
	「痛いですよねー」
	「頭の形が変わってしまいました。頭の骨が折れているかもしれません。頭の中で血が出てきてしまうかもしれません」

指導のすすめ方やアドバイス：
- パネルシアターを作って、説明してもわかりやすい。
- 保育士と共に、寸劇をしてもわかりやすい。

参考）危険学プロジェクト　子どものための危険学　http://www.kikengaku.com/public/

むし歯① 「どうしてむし歯になるの？」

対象：2～5歳児
目的：むし歯について知り、健康、安全な生活に必要な習慣に気づき、自分でむし歯予防をしようとする気持ちが育つ。
ねらい：むし歯になる条件を知る。　むし歯のイメージがつかめる。
　　　　むし歯の予防に役立つ情報を知る。
必要物品：手作り絵本「むしばのおはなし」

指導案：

内容・活動	指導上の留意点	教材など
①なぜむし歯ができるのかを、子どもたちに問いかける。 むし歯のお話をすることを伝える。	子どもたちから、できるだけ意見を言ってもらい、皆で考える時間にするとよい。	
②「むしばのおはなし」を読む。 ③子どもたちの感想を聞く。 ④どうすれば、むし歯を防げるかを再度伝える。	一度お話を読んで、再度説明を詳しく入れながら読み返す方法も良い。 子どもたちの反応を大切にする。	「むしばのおはなし」
⑤はみがきや、歯科健診の際に、子どもたちにむし歯のおはなしをしたことを、問いかけていく。	大切なことなので、何度も声をかけて子どもたちが忘れないようにする。	

6月／むし歯①

教材：手作り絵本『むしばのおはなし』　　　※小さな文字は、保護者向けです

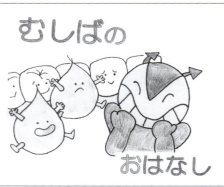

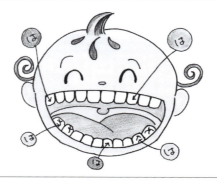

「むしば」はこの3つが
そろわないとできないよ。

まず、1つめは
「歯があること」

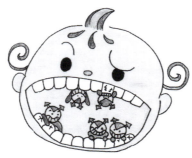

そして、ふたつめは
「むしばいきん
（ミュータンスきん）」

※生まれたばかりの赤ちゃんの口の中には、もともとミュータンス菌は存在しません。大人の唾液からうつります。同じ箸やスプーンで食べたり、お口にチュッ、とするとミュータンス菌がうつる機会になるので、3歳くらいまでは気を付けましょう。大人になるともううつらないと言われています。

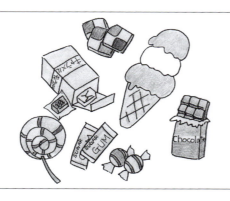

3つめが

「あまくておいしいたべもの
（とうぶんがたくさんはいっている）」

※歯の汚れ（歯垢）の中に多くの細菌がいます。その中のミュータンス菌は糖を栄養にして酸をだします。糖が長い時間口の中にある状態だと常に歯が酸に溶かされているということになります。

6月／むし歯①

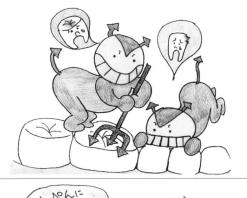

「は」のよごれに
すみついた「むしばいきん」が、
「おいしいたべもの」を
えいようにして、
むしばをつくるんだよ。

※歯の汚れ（歯垢）の中に住み着いたミュータンス菌が糖を栄養にして酸をだし、歯の表面を溶かします。おおまかにいうと、表面をとかしつづけると、歯がとけ、穴をあけ、虫歯になるのです。

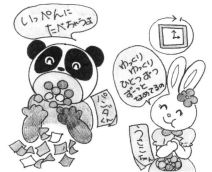

さて、ここでクイズだよ。

10このあめを　いっぺんにたべちゃう
くいしんぼうの　パンダくん

10このあめを　いちにちかけて
ちょっとずつたべる　ウサコちゃん

むしばになりやすいのは　どっち？

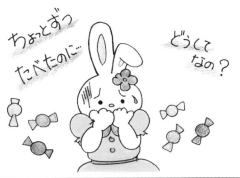

こたえは

ウサコちゃん

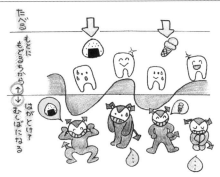

おいしいものを　じかんをきめて
たべると　むしばいきんのげんきが
なくなっちゃうんだ

※歯は糖が入ると酸をつくり、歯を溶かします。しかし、歯が本来持っている「再石灰化」という力で溶けた表面がもとに戻るのです。規則的に食事やおやつを食べている場合は、いったん歯の表面がとけても「再石灰化」されるので、虫歯にはなりにくくなります。

6月／むし歯①

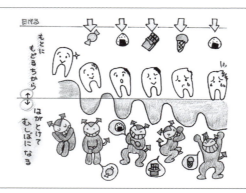

おいしいものを　だらだらとたべると
むしばいきんが　ずーっとげんきで
むしばをつくりつづけるんだよ

※食べた後、歯が再石灰化して、表面が元に戻るのに30分〜1時間以上かかるといわれています。だらだらと食べていると、再石灰化がまにあわないので、歯がどんどん溶かされていくのです。そのため虫歯になりやすくなります。

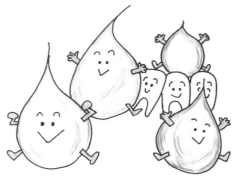

つば（だえき）はむしばにならないために
たくさんのおしごとをしているよ
よくかんでたべるものは、つばがたくさんでるので、むしばよぼうにいいんだよ

※唾液の主な効果は
①溶けた歯の表面は唾液中の成分を取り込み元に戻します（再石灰化）
②唾液の流れがたべかすや歯垢を洗い流します
③酸性に傾いた口の中を中性にもどします

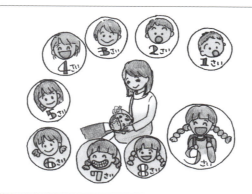

そして、いちばんたいせつなのは
「しあげみがき」
みがきのこしがないように
しっかりやってもらおうね

※虫歯予防に大切なのは、歯に汚れを残さないということ。そのためにも仕上げみがきは重要です。
こどもは、「つ　のつく歳の間は、大人が十分に手をかけるとよい」といわれています。「ひとつ、ふたつ、みっつ…ここのつ」ですから仕上げみがきも小学校3〜4年生くらいまで続けましょう。

指導のすすめ方やアドバイス：

●紙芝居、絵本などを使って、子どもたちの興味を引くため、問いかけるように読む。
●重要だと思われるところは繰り返して、読むとよい。

むし歯②　「おたより」保護者に向けて

①「歯のはなし」

対象：保護者
目的：むし歯を予防することで、子どもの健やかな育ちを実現することができるよう支援する。
ねらい：仕上げみがきの重要性とみがき方について伝える。
必要物品：おたより「歯のはなし」
　　　　　６月の歯科健診後に配布する。保護者会のあるクラスはそのときに話す。

②「むし歯にならない食べ方」

対象：保護者／４〜５歳児
目的：むし歯を予防することで、子どもの健やかな育ちを実現することができるよう支援する。
ねらい：健康的な生活習慣に気づき、むし歯予防に関する興味や関心を持つことができる。
必要物品：おたより「むし歯にならない食べ方」

6月／むし歯②

必要物品：おたより「歯のはなし」 CD

歯のはなし

乳幼児の歯とあごとむし歯予防

0歳児クラス （大人みがく）

2本歯がはえたら
- 湿ガーゼなどで歯面をふく。
- 食後に歯ブラシを持たせてみる。歯みがきの予行練習にもなります。必ず大人の目の届くところで、座って、何でも口に入れたがる時期なので、歯ブラシも口に入れる。

上下4本ずつはえるころから
- 歯ブラシではえ始めるころ。痛がらせないように気をつけて、習慣づけが目標です。
- 食べ物を噛んで噛み切る練習を始める。（りんごやみかんなど）

1歳児クラス （大人みがく）

奥歯がはえ始めたら（大体1歳半くらい）
- 歯でのみつぶしたり、すりつぶす練習を始める。
- 食べ物を口いっぱいに頬張らずゆっくすり口に入れる。
- ゆっくりよく噛み、唾液で飲みこむようにする。（飲み物などで流し込まない）

この時期むし歯になりやすい所
- 上の前歯の間、上の前歯と歯肉の境目（歯のつけね）です。
- （稀に下の前歯に広範囲のむし歯がみられることがあります。哺乳瓶で飲みながら眠る習慣が原因。哺乳瓶は1才くらいを目安に止めましょう。）

2歳児クラス （一緒に歯みがき＋仕上げみがき）

上下16～20本の乳歯がはえます。
- 歯みがきの練習を始める。
- 家族の真似をしたがる時期なので、一緒に歯みがきをしてみましょう。まだ上手にはみがけません。歯みがきの習慣をつけることが目標です。
- ぶくぶくうがいの練習も始める。
- 初めは口に水を含まないで、頬をふくらませたりすぼめたりして楽しくできるようにします。
- むし歯が奥歯にもできはじめます　乳歯のかみ合わせ面の溝・歯と歯の間

3歳児クラス （一緒に歯みがき＋仕上げみがき）

上下20本全部の乳歯がはえます。むし歯がそろそろ増えてくるので気をつけて。
- 歯みがきの習慣をつけ、ぶくぶくうがいも上手にできるように練習する。
- 食事やおやつの与えかたに気をつける。

　　　　白斑・褐茶色の着色が出
　　　　歯のむし歯のなり始め

4歳児クラス （自分で歯みがき＋仕上げみがき）

あごが、ぐんぐん成長し始めます
- かみごたえのある食べ物をよくかんで食べるとあごの成長に効果的です。順調に成長すると乳歯と乳歯の間にすきまができてきます。このすきまは、乳歯より大きな永久歯にはえかわるために必要なものです。

歯みがきがますます上手にできるようになります。練習しましょう。

5歳児クラス （自分で歯みがき＋仕上げみがき）

永久歯がはえ始めます
- 前歯・乳歯が抜けて、永久歯がはえることがあります。乳歯が抜けないように、永久歯が自然に抜けないことが多いので受診してください。このままでは乳歯が抜けずに永久歯の列に並んではえるこになります。
- 奥歯・乳歯の列の奥に永久歯（第一大臼歯）がはえ始めます。
- 木の葉のように、かむ力が一番強く、永久歯きれいに並んではえるための位置を決める、とても大事な歯です。
- 非常にむし歯になりやすいので、ていねいにみがきましょう。仕上げみがきも忘れずに。（口角からブラシを入れるとみがきやすい）

仕上げみがき

小学校2年生くらいまでは続けてください。
- 痛がらせないことが大切です。
- 唇や上唇小帯を指で保護しながら、鉛筆の持ち方で、軽い力（約200ｇばかりに押さえ付けてみてください）でみがいてください。歯ブラシには水を含ませて下さい。
- 歯ブラシを持つ手の薬指か小指を歯やあごの上にそえて支えにすると安定します。
- 乳臼歯・第一大臼歯のかみにくい歯を1本ずつつかみます。歯ブラシの届きにくい歯と歯肉の境目にみがき残しが目立ちます。
- とくに夕食後は念入りみがく。睡眠中は唾液の分泌量が減りむし歯になりやすい）
- みがいたあと、ぶくぶくうがいを忘れずに。

「むし歯にならない食べ方」 CD

むし歯にならない食べ方

☆よくかんでたべる
　よくかんでたべると、歯がはえるあごもおおきくなります。あごがおおきくならないと歯がはえてくる場所がなく、歯ならびがわるくなってしまいます。すると、歯みがきをがんばってもよごれがおちにくく、むし歯になりやすくなってしまいます。

☆カルシウムをとりましょう
　おとなになってからいくらカルシウムをとっても歯はじょうぶになりませんが、15歳くらいまではカルシウムをとると歯がじょうぶになりやすくなります。おとなの歯がはえそろうまでのあいだはカルシウムをたくさんとりましょう。

カルシウムをおおくふくむたべもの
●牛乳、ヨーグルト、チーズなどの乳製品
●こざかな・にぼし・するめいかなど
●ひじき・わかめ・こんぶなどのかいそう

そとでげんきにあそぶ
　太陽の光を浴びることでつくられるビタミンDは、カルシウムの働きに必要なビタミンです。そとで太陽の光をあびて元気に遊びましょう。

☆すききらいなく、いろんなものをたべる
　じょうぶな歯をつくるためには、カルシウムいがいにもつぎのものがひつようです。
●たんぱくしつ（たまご、とうふ、にく、さかななど）‥歯のきそとなる
●ビタミンA（レバー、にんじん、カボチャなど）‥エナメル質をつくる
●ビタミンC（レモン、ピーマン、ゴーヤ、パセリなど）‥象牙質をつくる
●リン（こめ、にく、さかな、たまごなど）‥歯をつよくする
　（エナメル質・象牙質とは、歯をつくっている材料のなまえです）

☆むし歯になりやすいおやつ
●砂糖が多く含まれているもの‥チョコレート、グミ、クッキーなど
●食べるのに時間のかかるもの‥キャンディーなど
●歯にくっつきやすいもの‥キャラメルなど

☆むし歯になりにくいもの
●砂糖をあまりつかっていないもの‥
　　　おせんべい、クラッカーなど
●すぐにたべおわるもの‥
　　　くだもの、チーズ、ナッツなど
●歯にくっつきにくいもの‥
　　　ゼリー、プリン、ヨーグルトなど

☆おやつはじかんをきめてたべる
　口の中にいつまでも食べ物があると、口の中が酸性になって、歯をどんどんとかしてしまいます。また、ここに砂糖が加わるとむし歯菌も元気になってしまいます。そして、おやつを食べるときはあまいジュースではなく、砂糖の入っていない水やお茶にしましょう。

むし歯③ 「おさとう いくつぶん」

対象：4〜5歳児
目的：むし歯予防において自ら健康的な生活をつくり出す力を養う。
ねらい：健康的な生活習慣に気づき、むし歯予防に関する興味や関心が養われるようにする。
必要物品：イラストカード、スティックシュガー（3g入り）10本

指導案：

内容・活動	指導上の留意点	教材など
①1日のおやつで食べていい砂糖の量はどのくらい知ってるかな？と子どもたちに問う。 ②砂糖の量をわかりやすくスティックシュガーで見せる。	子どもたちから出た答えは、できるだけ否定しないで、つないでいく。答えが出にくいときは、ヒントを出して答えを導く。 1日にとっていいおやつに含まれる砂糖の量は20gくらい（3g×6本分）と説明。	スティックシュガー
③イラストカードを見せて、この食品・飲み物の中に入っている砂糖の量を当てさせる。	子どもたちは砂糖の数を当てることに夢中になってしまうので、時々、1日にとっていい砂糖の分量を聞きなおす。 おやつを食べるとき、飲み物は何にすればいいのか聞く（お茶になるように誘導する）。	イラストカード スティックシュガー
④他にむし歯にならないためにどうすればいいかを子どもたちに聞いてみる。	おやつは時間を決めて食べる、歯みがきをする、仕上げみがきをしてもらう、など答えを誘導する。	

教材：イラストカード **CD**

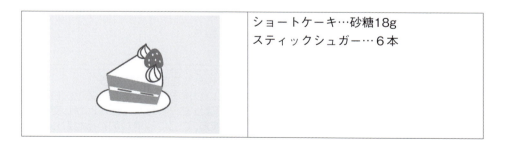

ショートケーキ…砂糖18g
スティックシュガー…6本

	プリン（100g）…砂糖15g スティックシュガー…5本
	バニラアイス（120g）…砂糖18g スティックシュガー…6本
	あめ1個…砂糖3g スティックシュガー…1本 あめ2個…砂糖6g スティックシュガー…2本
	チョコレート（50g）…砂糖24g スティックシュガー…8本
	豆大福もち（90g）…砂糖12g スティックシュガー…4本
	ジュース類（350ml）…砂糖24g スティックシュガー…8本

6月／むし歯③

	乳酸菌飲料…砂糖6g スティックシュガー…2本
	炭酸飲料（350ml）…砂糖30g スティックシュガー…10本
	お茶…砂糖0g スティックシュガー…0本

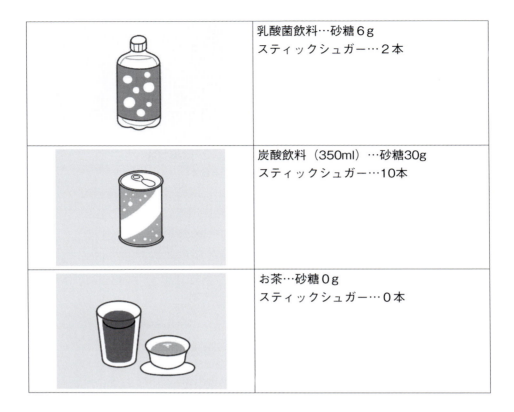

実際の指導：
砂糖の本数は見やすいように持つ（束ねて持っていると、本数や量がわからないため）。

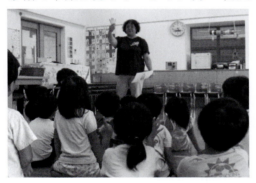
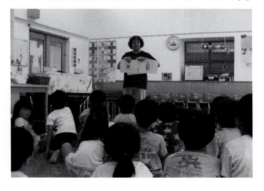

指導のすすめ方やアドバイス：
●進め方が早いとついてこられない子どももいるため、声かけをしながら行う。

コラム「毎日の歯みがきタイム」

　保育園での歯みがきの取り組みは園によって様々です。歯ブラシの突き刺し事故、また感染症の感染の場になる可能性があるため、非常に注意しなければいけない場面でもあります。また、歯みがきは夜寝る前にしっかり行う事が基本ですので、保育園で行うかどうかは是非が問われるところです。

　全園児数が多くはないため、看護職である私が歯みがきを担当しています。この時間を使って、子どもたちとのコミュニケーションをとることを毎日楽しんでいます。

　０歳児クラスの満１歳になったばかりの子どもの中には、歯みがきの準備をしていると、食べている途中でもそわそわして立とうとしたり、歯みがきに意欲的です。歯みがきが済むと最後に抱きしめて終了なのですが、抱きしめた後も離れようとしない子どももいます。１歳児クラスでは、歯みがきが終了になっても、席を立とうとせずに大泣きする子どもや、歯みがき後に抱きしめてほしくて胸に飛び込んでくる子どももいます。お話ができる年齢になると、歯みがきそっちのけでお話をしてくれる子もいます。

　歯みがきを行う目的は、歯みがきを習慣づけ、むし歯の予防をすることですが、それ以上の意味を持った大切な時間になっていると感じています。

コラム「２・３歳児のぶくぶくうがい」

　お口の中をきれいにするためにする「ぶくぶくうがい」で本当にお口の中のばい菌が取れるかな？実験してみよう！

　２歳児は２日間に分けて行います。１日目、まずは空気を含んでほっぺを動かす練習から。ほっぺが動くようになってきたら水を含んでぶくぶくします。

　２日目、いよいよ実験です。最初にごませんべいを食べ、「ぶくぶくうがい」をして、牛乳パックや紙コップの中に水を吐きだします。すると、今食べたごませんべいのかすがいっぱいでてきます。「わー出た」とびっくりする２歳児さん。実験成功です。３歳児も実験開始。ごませんべいを食べます。卓上の鏡を用意して、食べた後のお口の中を観察してもらいます。奥歯にたくさんごませんべいのかすが付いています。「ぶくぶくうがい」をして吐きだした水をみると、ここにも食べかすが。再び鏡を見る子どもたち。「まだ奥歯におせんべいついてるよ。もう一回うがいする」「うがいだけじゃとれないよ。歯磨きしたほうがいいんじゃない？」など子どもたちのいろいろな声が聞けた面白い実験になりました。

6月／歯みがき①

歯みがき①　「0歳児」

対象：0歳児　（歯が4本以上生えた頃から）
目的：歯みがきの習慣がつき、自ら健康で安全な生活をつくり出す力の基盤を培う。
ねらい：歯ブラシをもって、自分の口の中に入れる。仕上げみがきをしてもらう。
必要物品：歯ブラシ、パペット、パペット用歯ブラシ

指導案：

内容・活動	指導上の留意点	教材など
①日常の食事の後に行う。 ②子どもを椅子に座らせ、歯ブラシを持たせてみる。 ③自分で持てるようになったら、歯ブラシを口に入れてくわえられるように誘導する。	危険がないように環境を整える。 パペットの口に歯ブラシを入れている様子を見せたり、看護職が一緒に歯ブラシを口に入れて見せると、真似しやすい。 歯ブラシを渡してくれないこともある。	歯ブラシ パペット パペット用歯ブラシ
④歯ブラシを、仕上げみがきのために大人に手渡してもらう。仕上げみがきを行う。	他人が持つ歯ブラシが自分の口に入ることに恐怖感のある子どももいるため、少しずつ慣れるように配慮する必要がある。	
⑤最後は、「上手にできた」と必ず褒めて、抱きしめるなどのスキンシップを取る。	歯みがきをすると必ず褒められるという体験を積み重ねることで、歯みがきは楽しい出来事となる。	

指導のすすめ方やアドバイス：
●歯ブラシを持つ際は、突き刺し事故などの危険があるため、マンツーマンかごく少人数で行う。
●喉突き防止具のついた歯ブラシも販売されている。
●パペットは、常に使っているものだと親しみがわきやすい。
●歯ブラシを落としたり、投げたりすることがあるが、その場合はすぐに中止する。

歯みがき②　「1歳児」

対象：1歳児
目的：歯みがきの習慣がつき、自ら健康で安全な生活をつくり出す力を養う。
ねらい：歯ブラシを自分で持ち、口に入れることができる。
　　　　仕上げみがきの際に歯ブラシを渡しみがいてもらうことができる。
必要物品：歯ブラシ、絵本（『はみがきれっしゃ　しゅっぱつしんこう！』）、指導用歯
　　　　　ブラシ、歯の模型

指導案：

内容・活動	指導上の留意点	教材など
①日常的な読み聞かせで絵本を読む。	保育士にお願いしておくとよい。	『はみがきれっしゃ　しゅっぱつしんこう！』（p38）
②「はみがきれっしゃがやってくるよー」と呼びかける。 ③絵本を読みながら、絵本の中から出てきたように、列車の装飾をした指導用歯ブラシと歯の模型で絵本の内容を演じる。	絵本を保育士に読んでもらいながら、絵本の場面と同じように演じると、子どもたちは知っている絵本から飛び出したことに、興味を持ってくれやすい。	指導用歯ブラシ 歯の模型
④2〜3人ずつ、椅子に座って歯みがきを行う。 ⑤歯ブラシを渡してもらい、仕上げみがきを行う。 ⑥最後は抱きしめるなど、楽しい体験を試みる。	歯ブラシの突き刺し事故などの危険に、十分注意する。 「歯みがき①（p100）」参照	歯ブラシ

教材：『はみがきれっしゃ　しゅっぱつしんこう！』くぼまちこ（作）／アリス館

指導のすすめ方やアドバイス：
※「歯みがき①」（p100）参照

歯みがき③ 「2歳児」

対象：2歳児
目的：自ら健康で安全な生活をつくり出す力を養う。
ねらい：歯ブラシを自分で持ち、歯をみがこうとする。
　　　　仕上げみがきの際に口を大きく開けることができる。
必要物品：歯ブラシ、コップ、水、CD絵本、CDプレーヤー、ばい菌のイラスト、パペット、おやつのイラストなど

指導案：

内容・活動	指導上の留意点	教材など
①日常的な読み聞かせで絵本を読んだり、歌を流す。	保育士にお願いしておくとよい。	絵本 CD絵本
②歯みがきに関する歌をみんなと歌う。 ③CD絵本にあわせながら、絵本の内容を演じる。	歌や絵本の場面と同じように演じると、子どもたちは知っている絵本が現実となることで、興味を持ちやすい。	歯ブラシ パペット ばい菌のイラスト おやつのイラスト
④2〜3人ずつ、椅子に座って歯みがきを行う。 ⑤歯ブラシを渡してもらい、仕上げみがきを行う。 ⑥ぶくぶくうがいをする。 ⑦最後は「よくできました」と褒める。	歯ブラシの突き刺し事故などの危険に、十分注意する。 「うがい」（p71）参照 「歯みがき①」（p100）参照	歯ブラシ

指導のすすめ方やアドバイス：
●歯ブラシを持つ際は、突き刺し事故などの危険があるため、マンツーマンか少人数で行う。
●歯ブラシを落としたり、投げたりすることがあるが、その場合はすぐに中止する。
●自我が芽生えてくる年齢のため、仕上げみがきのために歯ブラシを渡さず、ずっとみがいている子どももいる。その場合の対応も事前に決めておき、統一して対応する。

6月／歯みがき④

歯みがき④　「3歳児」

対象：3歳児
目的：からだを清潔にし、生活に必要な活動を自分でする。
ねらい：食べたら、歯みがきをするという習慣を身につける。
必要物品：歯ブラシ、コップ、水、模型の歯型、模型の歯ブラシ
　　　　　イラストを描いたスケッチブック、絵本など

指導案：

内容・活動	指導上の留意点	教材など
①これから歯ブラシの練習をすることを伝える。 ②「むしばのおはなし」を読む。 ③どんな時に歯みがきするかを質問する。	むし歯の成り立ちなど、絵本などで、わかりやすく説明する。 子どもたちから出た答えは、できるだけ否定しないでつないでいく。答えが出ないときはヒントを出して、答えを導く。	手づくり絵本： 「むしばのおはなし」（p90）
④歯みがきの3つのお約束を知らせる。 　・歯ブラシをもって走らない 　・歯ブラシをもって遊ばない 　・歯ブラシを噛まない ⑤歯ブラシを持つ練習 　こんにちは持ち 　さようなら持ち ⑥模型とイラストを描いたスケッチブックを使ってみがく場所を一通りみがいてやってみせる。 ⑦一緒に歯をみがいてみる。 ⑧ぶくぶくうがいをする。	歯みがきにまつわる事故の可能性を考え、歯みがきのルールはしっかりと約束する。これらが守れない場合には歯みがきを中止することもある。 子ども椅子に座り歯ブラシを持ってみる 子どもたちのでき具合を考慮して、時間的に可能であれば繰り返してもよい。 「うがい」（p71）参照	イラスト： 「歯ブラシの約束」 模型の歯ブラシ イラスト： 「歯ブラシの持ち方」 イラスト： 「3さいのはみがき」
⑨子どもたちの感想を聞く。 ⑩食べたあとに歯みがきを開始することを約束して終了する。	子どもたちの感想から、安全に歯みがきが行えるように話をすすめていく。	
⑪以降、タイミングを見て歯みがきができているかの声掛けを数日間行う。	歯みがき指導の効果を確かめる。	

6月／歯みがき④

教材：歯ブラシの約束 CD

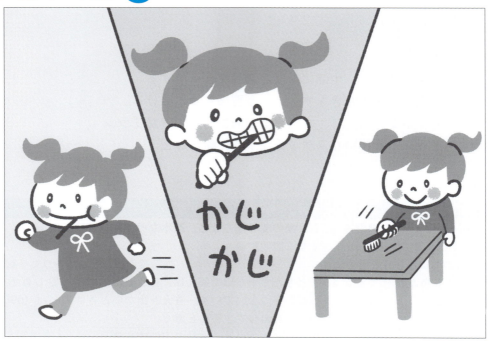

歯ブラシの持ち方 CD

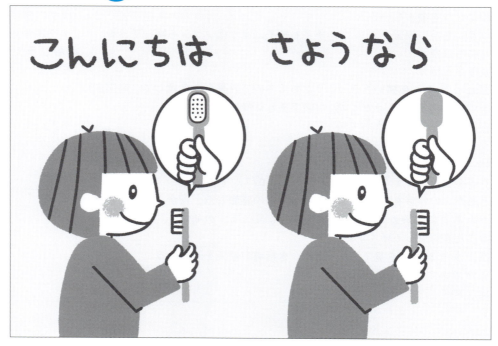

3歳のはみがき 　CD

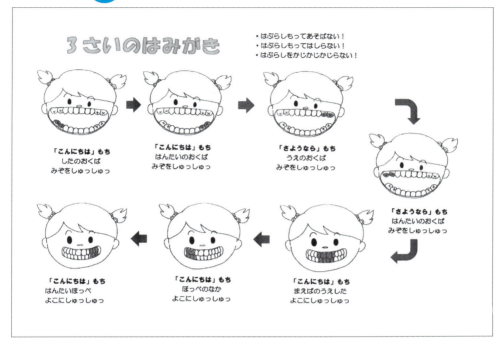

🧒 **コラム「歯みがき指導は、ほっこりタイム」**

　2歳児クラスでは、自作の短い紙芝居を読んだ後に、歯の模型を大きい歯ブラシでみがく体験をしてもらいます。みんな、やってみたくてぐんぐん前に近づいてきて、興味津々のKくんももちろん前へ。数人の子がみがく体験をしたら、次は職員の膝上に子どもを寝かせ、リアル仕上げみがき体験！

　あれ？先ほどまでわれ先にと来ていたKくんはどこに？　Kくんは、模型の歯はみがいてみたいけど自分がみがかれるのは怖いのです。部屋のちょっと見えにくいところにしっかり避難。他の子がみがいてもらい、雰囲気がわかると少しずつ近づいて来ました。自己防衛機能がしっかりしているな〜と思いつつも、ぐんぐん来る姿と、さーっと逃げていく姿のギャップに思わず笑ってしまいます。

　3歳児の健康教育時では「○○先生は、残念なことに虫歯があるんだけど、みんなはこれからちゃんとみがいておけば虫歯にならないよ。気をつけようね」と言うと「でも○○先生も、大人の新しい歯が生えてくるから大丈夫だよ！」と優しい言葉。なんて優しい子どもたち…。でももう生え終わっちゃった歯なんだよー

　「本当に歯、新しくなったらよいのにな〜」とつぶやいてしまいました。

歯みがき⑤ 「4歳児」

対象：4歳児
目的：からだを清潔にし、生活に必要な活動を自分でする。
ねらい：「3歳のはみがき」の習慣がついたあと、的確に順序立ててみがくことを練習し、歯垢を除去するみがき方を身につける。
必要物品：歯ブラシ、コップ、水、模型の歯型、模型のはぶらし
　　　　　イラストを描いたスケッチブック、絵本など

指導案：

内容・活動	指導上の留意点	教材など
①これから歯ブラシの練習をすることを伝える。 ②『むしばのおはなし』を読む。 ③どんな時に歯みがきするかを質問する。	むし歯の成り立ちなど、絵本などで、わかりやすく説明する。 子どもたちから出た答えは、できるだけ否定しないでつないでいく。答えが出ないときはヒントを出して、答えを導く。	P103「3歳児」と同じ
④歯みがきの3つのお約束を知らせる。 ・歯ブラシをもって走らない ・歯ブラシをもって遊ばない ・歯ブラシを噛まない ⑤歯ブラシを持つ練習 　こんにちは持ち 　さようなら持ち	歯みがきにまつわる事故の可能性を考え、歯みがきのルールはしっかりと約束する。これらが守れない場合には歯みがきを中止することもある。 子ども椅子に座り歯ブラシを持ってみる。	
⑥3歳の歯みがきを復習する。 　新しく追加になったみがく箇所を説明する。 　模型とイラストを使ってみがく場所を一通りやってみせる。 ⑦一緒に歯をみがいてみる。 ⑧ぶくぶくうがいをする。	新入園児などがいる場合は、3歳の歯みがきをどのくらいできるのか把握しながら話を進める。 子どもたちのでき具合を考慮して、時間的に可能であれば繰り返しても良い。 「うがい」（p71）参照	イラスト： 「3さいのはみがき」 イラスト： 「4さいのはみがき」
⑨子どもたちの感想を聞く。 ⑩食べたあとに歯みがきを開始することを約束して終了する。	子どもたちの感想から、安全に歯みがきが行えるように話をすすめていく。	
⑪以降、タイミングを見て歯みがきができているのか声掛けを数日間行う。	歯みがき指導の効果を確かめる。	

6月／歯みがき⑤

教材：4歳のはみがき CD

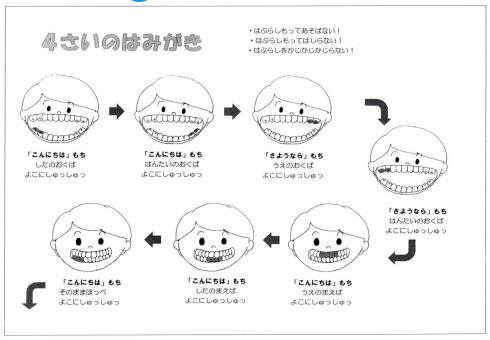

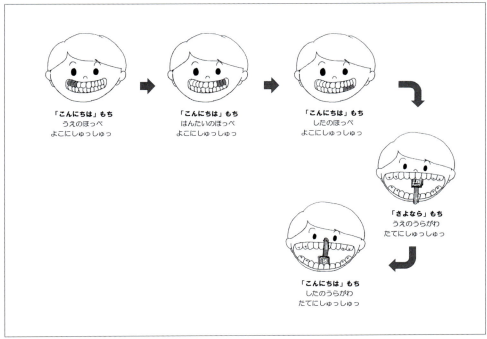

6月／歯みがき⑥

歯みがき⑥ 「5歳児」

対象：5歳児
目的：からだを清潔にし、生活に必要な活動を自分でする。
ねらい：「1人みがき」が根付き、歯垢を除去するみがき方を身につけたあと、さらにみがく部分をふやす。
　　　　第一臼歯について知識をもち、永久歯をむし歯から守る。
必要物品：歯ブラシ、コップ、水、模型の歯型、模型の歯ブラシ
　　　　　イラストを描いたスケッチブック、絵本
指導案：

内容・活動	指導上の留意点	教材など
①これから歯ブラシの練習をすることを伝える。 ②『むしばのおはなし』を読む ③どんな時に歯みがきするかを質問する。	むし歯の成り立ちなど、絵本などで、わかりやすく説明する。 子どもたちから出た答えは、できるだけ否定しないでつないでいく。答えが出ないときはヒントを出して、答えを導く。	P103「3歳児」と同じ
④歯みがきの3つのお約束を知らせる。 　・歯ブラシをもって走らない 　・歯ブラシをもって遊ばない 　・歯ブラシを噛まない ⑤歯ブラシを持つ練習 　こんにちは持ち 　さようなら持ち	歯みがきにまつわる事故の可能性を考え、歯みがきのルールはしっかりと約束する。これらが守れない場合には歯みがきを中止することもある。 子ども椅子に座り歯ブラシを持ってみる。	
⑥4歳の歯みがきを復習する。新しく追加になったみがく箇所を説明する。 模型とイラストを使ってみがく場所を一通りみがいてみせる。 また、第一臼歯が生えてくることを伝え、みがき方を伝える。 ⑦一緒に歯をみがいてみる。 ⑧ぶくぶくうがいをする。	新入園児がいる場合は、4歳の歯みがきをどのくらいできるのか把握しながら話をすすめる。 子どもたちのでき具合を考慮して、時間的に可能であれば繰り返しても良い。 「うがい」(p71) 参照	イラスト：「4さいの歯みがき」 イラスト：「5さいの歯みがき」 イラスト：「第1臼歯のみがきかた」
⑨子どもたちの感想を聞く。 ⑩食べたあとに歯みがきを開始することを約束して終了する。	子どもたちの感想から、安全に歯みがきが行えるように話をすすめていく。	

⑪以降、タイミングを見て歯みがきができているかの声掛けを数日間行う。	歯みがき指導の効果を確かめる。	

教材：5さいのはみがき CD

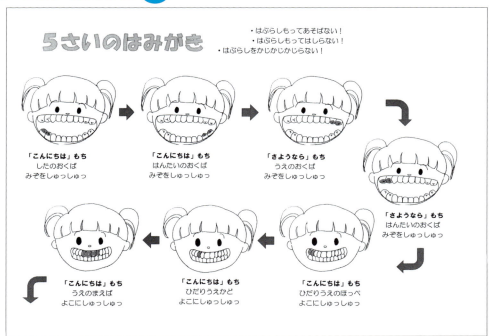

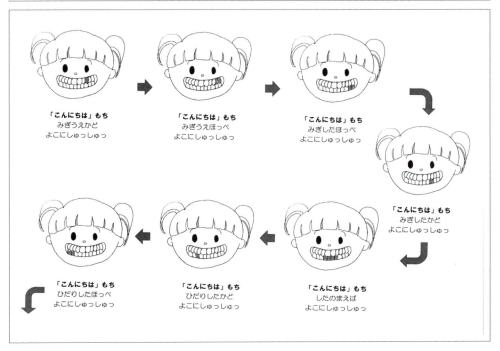

6月／歯みがき⑥

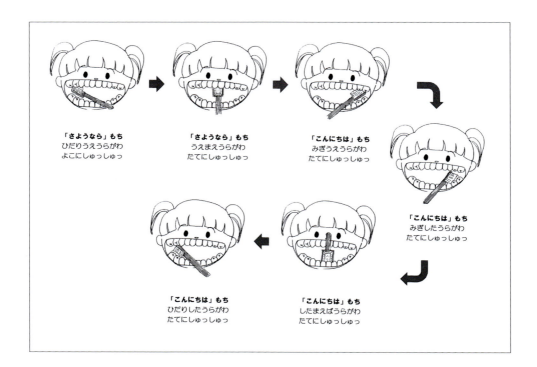

第一臼歯のみがきかた 🆑

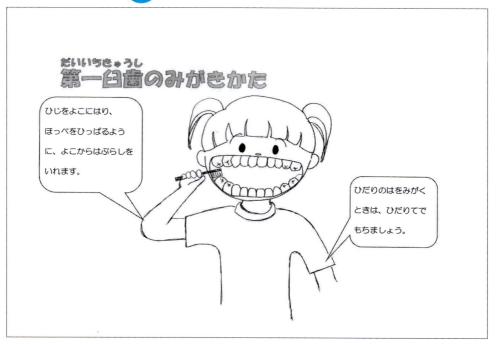

歯みがき⑦ 「6歳臼歯」（おとなのは）

対象：5歳児
目的：むし歯予防に関する興味や関心が養われ、6歳臼歯をみがくことができる。
ねらい：健康的な生活習慣に気づき、むし歯予防に関する興味や関心が養われるようにする。
必要物品：奥歯の模型、大型歯ブラシ

指導案：

内容・活動	指導上の留意点	教材など
①6歳臼歯を知っているかを問いかける。 「6歳頃になると生えてくる奥歯で大人の歯」、「子どもの歯は、抜けて大人の歯に生え変わるけど、大人の歯はもう生え変わらない」ことを話す。		
②奥歯の役割について話す。 　前歯で噛み切り奥歯で噛みつぶす。6歳臼歯はとても硬いものも噛みつぶすことができる。 ③6歳臼歯の弱点について話す。 ・むし歯になりやすい。 ・生え初めは柔らかく痛みやすく、歯の表面に溝がいっぱいあるので食べ物のかすがたまりやすい。 ・完全に生えるまで1年近くかけてゆっくり生えてくる。 　生え始めは背が低く、歯ブラシが届かないため、溝にたまった食べかすをみがき残してしまう。		
④自分の6歳臼歯を探してみよう。 ⑤生え始めの6歳臼歯のみがき方を教える ⑥みがき残しがないか仕上げみがきを大人にしてもらう。	生えていない子もいるので、もうすぐ生えてくることを説明しながら行う。 まず、6歳臼歯からみがく。 口の口角から差し込むようにみがく。	奥歯の模型 大型歯ブラシ
⑦翌日以降、歯みがきのタイミングで訪室し、仕上げみがきなど手伝いながら確認する。	p108の歯みがき講習効果も確かめる。	

6月／歯みがき⑦

〈6歳臼歯のつくり方〉

材料：500mlのペットボトル…3本　　ピンクの紙粘土…2個
　　　白いティッシュ…適量　　新聞紙…1枚
　　　白い和紙・でんぷんのり…適量

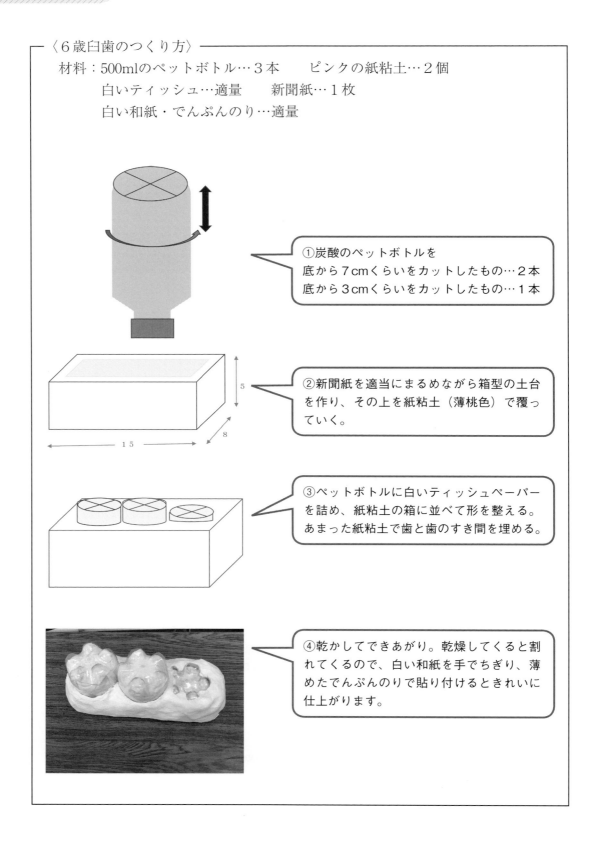

①炭酸のペットボトルを
底から7cmくらいをカットしたもの…2本
底から3cmくらいをカットしたもの…1本

②新聞紙を適当にまるめながら箱型の土台を作り、その上を紙粘土（薄桃色）で覆っていく。

③ペットボトルに白いティッシュペーパーを詰め、紙粘土の箱に並べて形を整える。あまった紙粘土で歯と歯のすき間を埋める。

④乾かしてできあがり。乾燥してくると割れてくるので、白い和紙を手でちぎり、薄めたでんぷんのりで貼り付けるときれいに仕上がります。

実際の指導：

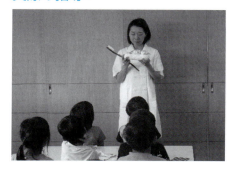

奥歯の模型で説明する。
生え初めの6歳臼歯はむし歯になりやすく、みがき方に注意が必要。

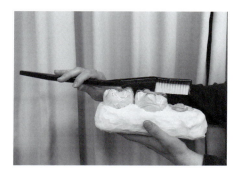

奥歯なので歯ブラシも上手く届かない。

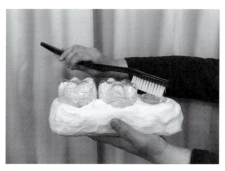

口角から歯ブラシを入れ、横から歯ブラシをあてるようにみがくとよい。

指導のすすめ方やアドバイス：

- 歯みがき講習（p108）のときに、いっしょに話すとよい。
- 大人の歯（永久歯）は生え変わることがなく、大切なことをわかってもらう。
- 子どもの反応に大げさに驚いたり、喜んだりする。
- 事後指導として、後日に歯みがきの場で声掛けをすることで、子どもたちの意識が高まる。

歯みがき⑧「染め出し」

対象：4・5歳児
目的：正しい歯みがきの仕方を知る。
ねらい：染め出しを行うことで正しくみがけているか、みがき残しの場所などを確認する。
必要物品：各自………歯ブラシ・ハンドタオル・手鏡・フェイスタオル
　　　　　保育園……歯の模型、大型歯ブラシ、歯垢染め出し錠剤、うがい用のコップ、ペンライト、ティッシュペーパー

指導案：

内容・活動	指導上の留意点	教材など
①染め出しの意味と方法を伝える。	口の中が真っ赤になって驚く子どももいるため、事前に十分な説明をしておく。	
②グループ分けをする ③染め出しについて説明する。 ④一度、子どもたちが自分自身で歯みがきを行い、うがいをする。 ⑤歯垢染め出し錠剤を口の中にいれて飲み込まずにぶくぶくしてもらい、口をすすぐ。口をすすいだあと、「ピンク色に染まっている場所がむし歯のばい菌（プラーク）が残っているところ」と説明する。 ⑥手鏡を見ながらみがけていない場所を一緒に確認する。 みがけていない部分のみがき方をひとりひとりに教える。 ⑦きれいに口の中をすすぐ。 ⑧全員に、みがき残しが多く、赤く残っていた場所を説明し、再度みがき方の指導を行う。	少人数（4〜5人）のグループ毎に、テーブルに各自、歯ブラシ・ハンドタオル・手鏡を持ち座ってもらう。コップを配る。 ペンライトで口の中を照らしながら行うとわかりやすい。	歯垢染め出し錠剤 歯の模型 大型歯ブラシ
⑨翌日、クラスの歯みがきのタイミングで訪室し、歯みがきができているかの声掛けを行う。	染め出し指導の指導効果も確かめる。	

● 歯垢染め出し剤の種類

錠剤

錠剤を口の中でゆっくり溶かすだけで、歯垢部分が着色する。

・錠剤を口の中で溶かすだけなので、対象人数が多い場合に使いやすい。

・錠剤をすぐに飲み込んでしまう可能性のある子どもには不適切。

液体

液体を綿棒につけて、歯に塗った後、ぶくぶくうがいを行う。歯垢部分は着色が残る。

・フルーツの香りがする商品があり、子どもの興味を引く

・綿棒を使って、自分の歯に薬液を塗ることは難しいため、一人づつ介助が必要になる。

ジェル

ジェルを綿棒につけて、歯に塗った後、ぶくぶくうがいを行う。歯垢部分は着色が残る。

・ジェルなので、液垂れが少ないため、塗りやすい。

・綿棒を使って、自分の歯に薬液を塗ることは難しいため、一人づつ介助が必要になる。

指導のすすめ方やアドバイス：

- 通常の歯みがきでのみがき具合を知るため、指導案④の歯みがきでは丁寧な歯みがきを勧めない。
- 歯垢染め出し剤の選択は、子どもの様子や人数で決めると良い。
- 染め出しの液体が服につくと落ちにくいので、事前に汚れてもいい服に着替えてもらうとよい（事前に保護者に知らせておくとよい）。また、フェイスタオルを首に巻いて後ろを洗濯ばさみでとめておくのもよい。
- 少人数で行うときは、着色が残った場所を、歯のイラストに色を付けてスケッチして家庭へお知らせすると、家庭指導にも結び付く。
- 事後指導として、後日に歯みがきの場で声掛けをすることで、子ども達の意識が高まる。
- 歯垢染色剤によるアナフィラキシー症状を呈した3歳児が2名報告されたことから、保育園内で行う際にも、保護者からアナフィラキシーの既往を確認するなど注意が必要である。

※日本口腔衛生学会　2018年3月「歯垢染色剤の使用に関する見解」
　www.kokuhoken.or.jp/jsdh/file/statement/201803_fluoride_02.pdf

参考：『保育園の保健のしごと』むし歯予防 P92～93

コラム「感染症流行時の歯みがき」

　飛沫感染や空気感染の場合、歯みがき時に感染をする可能性があります。環境を整えて歯みがきをしましょう。感染症の流行を考え、保育園での歯みがきを中止することも必要です。

　参考）
　・全国保育園保健師看護師連絡会　保育現場のための新型コロナウイルス感染症対応ガイドブック　第2版
　・日本学校歯科医師会　歯みがきの実施のためのチェックリスト

コラム「フッ素化合物（フッ化物配合歯磨き剤）によるむし歯予防

　「フッ素入りの歯みがき粉を使ったほうがいいのですか？」「フッ素って安全なのですか？」と、保護者の方からよく質問を受けます。
　2023年1月に、4学会（日本小児歯科学会・日本口腔衛生学会・日本歯科保存学会・日本老年歯科医学会）合同の「フッ化物配合歯磨剤の推奨される利用方法」が提示され、使用基準が発表されました。
　https://www.jspd.or.jp/recommendation/article19/

　それらを基に、ぜひ正しい使用方法を保護者の方へ伝えましょう。

　〜フッ素は、だれにでもできるむし歯予防！〜
　むし歯予防は、歯磨きをしっかり行うことや、食事習慣を整えることでもできますが、それらは子どもの様子や育児環境によって、難しいこともあります。また、生まれつきの歯や唾液の性質、歯の形などにより、むし歯ができやすい場合もあります。フッ素は、歯そのものを強くできるので、だれにでもできるむし歯予防といえます。

　〜フッ素の利用について心配な方へ〜
　家庭で使用できるものは低濃度なので、年齢に応じた濃度と量を守れば（小児歯科学会の資料を参照）、毎日使用できます。歯科医院で行うフッ化物塗布は高濃度なので、定期的に間隔をあけて使用します。フッ素は過剰に利用すると、中毒を起こし、例えば下痢を起こします。歯の石灰化が増して、歯がもろくなることもあります。それらについて心配な時は、かかりつけの歯科医に相談することで、安心して利用できると思います。

第 2 期

7月／熱中症①

熱中症①　熱中症予防

対象：4・5歳児
目的：夏の健康予防に関心を持ち、健康な生活の仕方について知る。
ねらい：熱中症の症状と対処法が理解できる。
必要物品：イラストパネルなど

指導案：

内容・活動	指導上の留意点	教材など
①熱中症について指導を行うことを伝える。		
②暑い季節は、生活リズムが乱れていると、熱中症になりやすいことを伝える。	・子どもに問いかけながらやってもよい。	パネルシアター
③熱中症の症状と対処法を伝える。		
④熱中症の予防について伝える。		
⑤みんなが熱中症にならずに元気に夏をのりきるために、どのような事に気をつけていくか振り返る。		

教材：「熱中症」パネル用イラスト CD

使用するパネル	内容
（うつむいて座り込む男の子のイラスト）	看護職「いつも元気いっぱいのゲンタくん…今朝は元気がありません。いったいどうしたのかな？みんなで聞いてみようか。ゲンタくん、どうして元気がないの？」
（スマートフォン、ジュース、時計のイラスト）	ゲンタくん「実はね…きのう暑かったからたくさんジュースを飲んだらお腹いっぱいで夕ご飯が食べられなくなったんだ。そしてゲームをしていたら寝る時間も遅くなって、お風呂に入らずに寝ちゃってて…朝もなかなか起きられなくて、朝ご飯少ししか食べられなかったんだ…」

7月／熱中症①

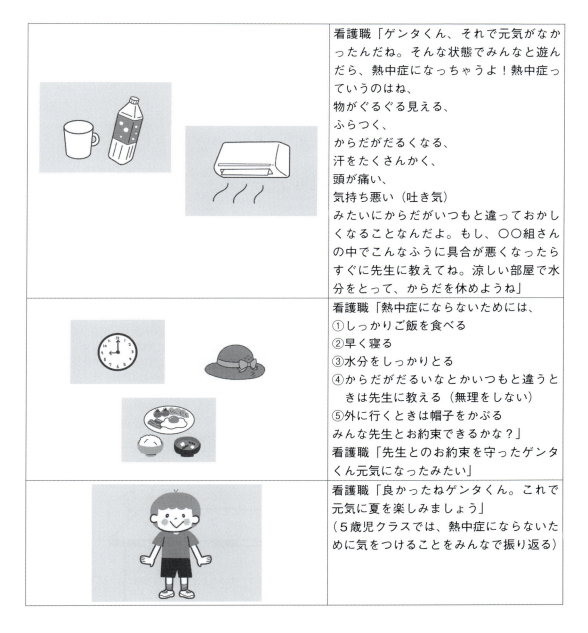

	看護職「ゲンタくん、それで元気がなかったんだね。そんな状態でみんなと遊んだら、熱中症になっちゃうよ！熱中症っていうのはね、 物がぐるぐる見える、 ふらつく、 からだがだるくなる、 汗をたくさんかく、 頭が痛い、 気持ち悪い（吐き気） みたいにからだがいつもと違っておかしくなることなんだよ。もし、○○組さんの中でこんなふうに具合が悪くなったらすぐに先生に教えてね。涼しい部屋で水分をとって、からだを休めようね」
	看護職「熱中症にならないためには、 ①しっかりご飯を食べる ②早く寝る ③水分をしっかりとる ④からだがだるいなとかいつもと違うときは先生に教える（無理をしない） ⑤外に行くときは帽子をかぶる みんな先生とお約束できるかな？」 看護職「先生とのお約束を守ったゲンタくん元気になったみたい」
	看護職「良かったねゲンタくん。これで元気に夏を楽しみましょう」 （5歳児クラスでは、熱中症にならないために気をつけることをみんなで振り返る）

指導のすすめ方やアドバイス：
● 子どもたちの発言に耳を傾けながら、話を進めていく。
● 紙芝居などアレンジしても良い。
● 汗をかいたときの対処方法を入れてもよい。

参考：『保育園の保健のしごと』熱中症 P101

熱中症② 保護者に向けて

対象：保護者
目的：夏の過ごし方について、熱中症の予防について知り、親子で実行できる。
ねらい：子どもにとって危険な熱中症を知り、家庭においても夏を元気に過ごすことができる。
方法：保護者会、ほけんだよりなどを利用して行う。
必要物品：ほけんだより

熱中症とは

気温、湿度が高い環境で、体の水分や塩分のバランスが崩れたり、汗がでなくなることで、体温調節ができなくなるために起こります。また、突然気温が上昇した日や、梅雨時の蒸し暑い日など、体が熱さに慣れていないときに起こりやすく、乳幼児は特に注意が必要です。

＜日本人の汗腺が危ない！！＞

実際に汗を流すことができる汗腺の数が、半分くらいに減ってきていると言われています。快適で汗を流す必要がない環境で育つと、働かない汗腺が増えてしまうからです。汗腺が働かないと、代謝で熱が発生しても汗をかいて熱を下げることができず、自分を守るために細胞の代謝を控えめに抑えて対応しようとします。「低体温」の原因の一つに汗腺機能の低下による「体温調節失調」があると言われています。汗腺を働かせるには、汗をかくことも必要です。朝夕は自然の風を入れるといいですよ。

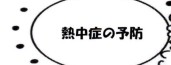

熱中症の予防

- ●服装で涼しく！
  ・通気性の高い衣服（綿・麻など）
  ・肌を出す衣類は汗が蒸発しやすく、熱中症になりやすいので、肩の隠れる首の周りや背中の汗を吸い取ることが出来る服装で！
  ・外出時は直接肌に日光があたらないような服装で！
- ●こまめな水分補給！
  ・少量の水やお茶など30分毎を目安に飲ませる。
- ●日頃の子どもの健康状態を把握し、無理な計画は立てない。
- ●暑さを避ける
  ・外遊びは時間を選び（比較的涼しい時間帯、午前中など）、日陰を利用するなど、暑さに慣れることも必要！
  ・朝・夕など涼しいときには、外の風を入れる。

〇こんな時には救急搬送の手配を!!
ぐったりしている、水が飲めない、体温が40℃を超えている、けいれんをおこす、意識がない

7月／熱中症②

<夏バテって？>

　暑くて汗が出ると、身体の中の血液の濃度が濃くなります。そこへ水分を補給するので、腸の細胞の内側と外側との間で塩分と水分のバランスが崩れ、腸の活動が鈍くなり、水分や栄養の吸収が上手にできなくなります。そのため、血液の流れも悪くなり、全身がだるくなるのが、夏バテです。

☆睡眠不足続いていませんか？（夏バテ予防は睡眠が大事）
　楽しい外出や旅行、夏休みのお兄ちゃん、お姉ちゃんにつられてついつい寝るのが遅くなっていませんか？
　子どもは大人以上に体力が消耗しますが、寝ることにより、簡単に回復できます。早寝・早起きのリズムを整えると回復が早いです。
※夜更かし生活は、自律神経の発達を妨げ、睡眠中の白血球の製造が低下して免疫作用が弱くなります。感染症にかかりやすく、アレルギー症になりやすくなるなど、病気との関連もあるようです。

☆暑さで口当たりの良いものばかり食べていませんか？
　暑くて食事がのどを通りにくいので、つい冷たいものばかり飲んだり食べたりしていませんか？冷たいと胃腸の働きが弱まり、ますます食欲がなくなるといった悪循環が続いてしまいます。

- 朝食はしっかり食べましょう！
- バランスのとれた食事を！
　　特に…からだの抵抗力をつける働きのビタミンA
　　　　（人参、かぼちゃ、ホウレンソウなど）
　　　消化管の運動や疲労の回復に」大切なビタミンB１（豚肉、緑黄食野菜、豆腐などの大豆製品、豆類）を積極的にとりましょう。
- 楽しく食べましょう！
　　バランスのとれた食事＋『楽しい』『おいしい』という精神的な要素が加わると栄養の吸収もよくなります。
- 水分補給はこまめに！
　　少しずつの方が体液のバランスが崩れにくくなります。

参考：『熱中症環境保健マニュアル2022』環境省
　　　『熱中症ゼロへ』一般財団法人 日本気象協会が推進するプロジェクト
　　　『日常生活における熱中症予防指針Ver.4』（2022）日本生気象学会

参考：『保育園の保健のしごと』熱中症 P101

7月／熱中症②

 コラム「暑さ指数って！？」

　夏になると「35℃以上の猛暑日です」というワードをニュースなどで耳にすることが増えます。近年、熱中症による死亡者数は増加傾向にあります。子どもは体温調節機能が十分に発達していないので、大人と比べると熱中症にかかりやすいといわれています。そのため子どもたちが熱中症にならないように、気温が高いと戸外遊びの時間を短縮、もしくは控えています。

　同じ気温でも湿度が低いと涼しく感じ、ビルが立ち並ぶようなところでは、暑いと感じることがありませんか。暑さを気温だけで判断しがちですが、熱中症を予防する目的で1954年にアメリカで提案された「暑さ指数：WBGT（湿球黒球温度：Wet Bulb Globe Temperature）」は、日本でも活用されています。暑さ指数とは人体と外気との熱のやりとり（熱収支）に着目した指標で、人体の熱収支に与える影響の大きい ①湿度、②日射・輻射（ふくしゃ）など周辺の熱環境、③気温の3つを取り入れた指標です。暑さ指数は、ホームページやアプリでも簡単に調べることができます。暑さ指数が28℃（厳重警戒）を超えると熱中症患者が著しく増加するといわれているため、活動の際の参考にしてはいかがでしょうか。

日常生活に関する指針

温度基準 （WBGT）	注意すべき 生活活動の目安	注意事項
危険 （31℃以上）	すべての生活活動で おこる危険性	高齢者においては安静状態でも発生する危険性が大きい。外出はなるべく避け、涼しい室内に移動する。
厳重警戒 （28〜31℃　※）		外出時は炎天下を避け、室内では室温の上昇に注意する。
警戒 （25〜28℃　※）	中等度以上の生活活動で おこる危険性	運動や激しい作業をする際は定期的に充分に休息を取り入れる。
注意 （25℃未満）	強い生活活動で おこる危険性	一般に危険性は少ないが激しい運動や重労時間には発生する危険性がある。

※（28〜31℃）及び（25〜28℃）については、それぞれ28℃以上31℃未満、25℃以上28℃未満を示します。
日本生気象学会「日常生活における熱中症予防指針Ver.4」（2022）より

応急手当「子どもの命を守ろう」

対象：職員
目的：保育中の安全対策のために全職員の共通理解や体制づくりを図る。
ねらい：深刻事故発生時に対応ができる。事故防止を考える。
必要物品：ダミー人形（乳児・幼児）

指導案：

内容・活動	指導上の留意点
①応急手当を学ぶことを伝える。 ②応急手当の目的を説明。 　応急手当の必要性。医療機関への連携を伝える。	例を出して話すとわかりやすい。 基本的な知識を確認しておく。
③事故事例を話す。保育園で起きた事故。または、起きるかもしれない深刻な事故事例を質問する。	話をしていくうちに、これも事故につながる？または、この遊具やこの場所は危ない？と振り返られるよう話を引き出す。
④異常を発見した場合の対応方法 　ダミー人形を使用し、まずは指導者がデモンストレーションする。 ⑤順番に体験してもらう。 　・心肺蘇生・気道の確保・異物の除去・止血	デモンストレーションで確認し、実際にダミー人形で蘇生法を学ぶ。初めての場合手技が伴わないこともあるが、行う中で感覚をつかんでいくこともあるので、まずは、何度も体験してもらう。
⑥異常の事案を例にあげ、施行する。 　例：プールで溺れた。 　例：食事中、誤嚥している。	一人で行うのではなく、職員それぞれが役割に分かれて行う。
⑦知識を持ち、体験することで、いざという時に対応出来ることを伝える。	応急手当は上手にできる、できないにかかわらず、行うことに意味があることを付け加える。

指導のすすめ方やアドバイス：
● 応急手当は、保育園職員全員が学習、習得する必要がある。看護職が指導者となって職員全員で取り組む保育園も多い。緊急時の処置方法を職員会議などで学習することが大切。
● 救急法は管轄の消防署や日本赤十字社などに依頼し指導を受けることもできる。
参考：『保育園の保健のしごと』救急救命・救命講習 P139～142

> 心肺蘇生

意識の確認
「○○ちゃん、○○先生よ！大丈夫？どうしたの？」声かけと同時に両肩を叩く。
「そばにいるから大丈夫よ！」と励まし、安心感を与える。
→反応がなければ意識なしと判断する。

応援を呼ぶ。
119番通報、AEDの手配。
「○○先生は119番に電話をして下さい」「○○先生はAEDを持ってきてください」

呼吸の確認
胸やお腹の動きを見て呼吸の確認をする。普段通りの呼吸かどうか10秒以内で確認する。
→呼吸なし（わからない時は胸骨圧迫を行う）

胸骨圧迫を行う。
胸骨圧迫（心臓マッサージ）を30回行う。
幼児は、片手で（手掌基部）で胸の真ん中を1分間で100〜120回の速さで、胸の厚さの1／3程度沈む強さ。胸がもとの高さに戻るよう十分に圧迫を解除する。

気道の確保
頭部後屈顎先挙上
人差し指と中指で顎先を挙げ、もう片方の手を額に当て後方に押し下げる。

人工呼吸
1秒かけて息を2回吹き込む。胸の上がりが見える程度（入っても入らなくても2回）。乳児は口と口鼻人工呼吸。幼児は鼻をつまんで口と口人工呼吸。

人工呼吸後ただちに胸骨圧迫を行う。
胸骨圧迫30回：人工呼吸2回。救急隊に引き継ぐまで行う。

AEDが到着したら、胸骨圧迫をしながら、すばやくAEDを装着し、指示に従う。
※救急車到着が8〜10分後と考え、1人ではなく2人以上で心肺蘇生にあたる。

子どもの命を守ろう①「気道異物」

対象：職員
目的：保育中の安全対策として全職員の共通理解や体制づくりを図る。
ねらい：緊急時に気道異物除去ができる。事故防止を考える。
必要物品：ダミー人形（乳児・幼児）、役割プレート（p128）

指導案：

内容・活動	指導上の留意点	教材など
①応急手当を指導することを伝える。 ②応急手当の基本的知識を説明。	基本的な知識を確認しておく。	
③食事中、喉に食べ物を詰まらせた場合を想定し異物の除去の方法を学ぶ。	事故が起きた場合は、他の子どもの安全も同時に守るため、実際を想定した役割分担をし、応急手当にあたることを伝える。	役割プレート ダミー人形
④知識を持ち、体験することでいざという時に対応出来ることを伝える。	応急手当は上手にできる、できないに関わらず、行うことに意味があることを伝える。	

異物の除去　　幼児

・食事中、喉に食べ物を詰まらせた子がいた。

1　緊急事態に気づく。
　食べている最中に急に顔色不良。咳込んでいる。
　「○○ちゃん、喉に詰まらせたかも。」

2　異物の除去。
　「喉につまったの？咳をしてごらん」「先生が取ってあげるからね。一緒に頑張って」
　背部叩打を素早く行う。素早く抱きかかえて頭を低くして片手（手掌基部）で肩甲骨の間を叩く。除去できなければ、腹部突き上げを行う。

※気道異物を疑ったときは、119番通報。意識がなくなったら、心肺蘇生を行う。

7月／子どもの命を守ろう①

異物の除去　　乳児

・食事中、喉に食べ物を詰まらせた子がいた。

1　緊急事態に気づく。
　　食べている最中に急に顔色不良。咳込んでいる。
　　「○○ちゃん、喉に詰まらせたかも。」

2　異物の除去。
　　「喉につまったの？先生がとってあげるからね。一緒に頑張って。」
　　背部叩打を5回、素早く行う。素早く抱きかかえて頭を低くして片手（手掌基部）で肩甲骨の間を叩く。
　　背部叩打で除去できなければ、胸部突き上げ。仰向けにし、胸部下半分の部分を胸骨圧迫の要領で5回圧迫する。取れなければ、また背部叩打を繰り返す。

※気道異物が疑われるときは119番通報。意識がなくなったら、心肺蘇生を行う。

実際の指導：食事中に誤嚥（乳児）

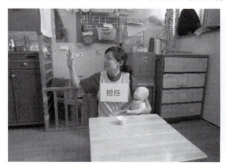

①異常に気づき看護師を呼ぶ。同時に応急手当開始。

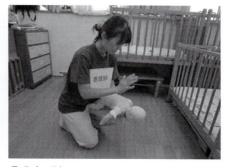

②背部叩打5回。

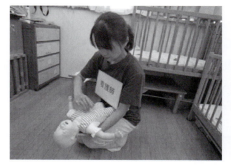

③胸部突き上げ5回。

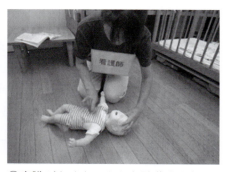

④意識がなくなったら心肺蘇生を行う。

子どもの命を守ろう②「溺水」

対象：職員
目的：保育中の安全対策のために全職員の共通理解や体制づくりを図る。
ねらい：水の事故に対応ができる。事故防止を考える。
必要物品：ダミー人形（幼児）、役割プレート（p128参照）

指導案：

内容・活動	指導上の留意点	教材など
①応急手当を指導することを伝える。 ②応急手当の基本的知識の説明。	基本的な知識を確認しておく。	
③プールで溺れた場合を想定し応急手当の方法を学ぶ。	プール中に起きた事故は、溺れた子どもだけでなく、他の子どもの安全も同時に守るため、実際を想定して役割分担をし、応急手当にあたることを伝える。	役割プレート ダミー人形
④知識を持ち、体験することでいざと言う時に対応出来ることを伝える。	応急手当は上手にできる、できないに関わらず、行うことに意味があることを伝える。	

●プールでおぼれた場合の対応方法
　①プール遊び中の職員は、監視員1名、指導員先生A　先生Bの2人。
1．異常の発見
　②監視員がプール遊び中の園児1人の動きと顔色の悪さに気づく。
2．事態の発生を知らせる
　　監視員は先生A、先生Bに「○○ちゃんが溺れています」と報告。
　③監視員と先生Aは、溺れている子どもをプールから安全な場所に引き上げる。
　④先生Aはすぐに園長と看護職に知らせに行く。
　※明らかな異常がある場合は、直ちに119番通報。意識がなくなったら心肺蘇生
　　を行う。
3．現場の安全確保
　　⑤先生Bは、他の園児たちを速やかにプールから出し、安全な場所に移動させる。
4．応急手当
　　⑥監視員はすぐに溺れている子どもの応急手当に当たる。
　　看護職が到着したら、2名で応急手当を行う。

7月／子どもの命を守ろう②

実際の写真：園児がプールで溺れている。（溺水）

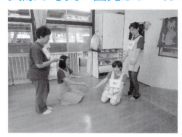
①プール遊び中。

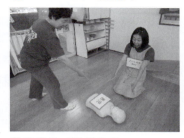
②監視員が異常発見。

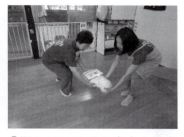
③溺れている子を安全な場所へ移動させる。

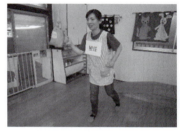
④看護職へ異常を知らせる。

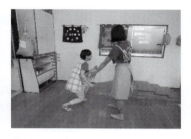
⑤他児を安全な場所へ移動させる。

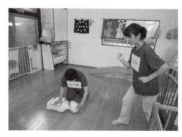

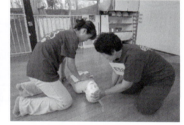

⑥監視員が応急手当をしているところへ看護職到着。救急車到着まで心肺蘇生をつづける。

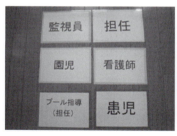

＊役割プレート。
＊役割プレートは布ガムテープで貼る。

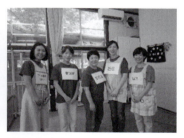

役割を変えることで、その立場の動きを把握できる。

7月／子どもの命を守ろう②

●アクションカードを利用した緊急時対応

（例）プールでの事故対応

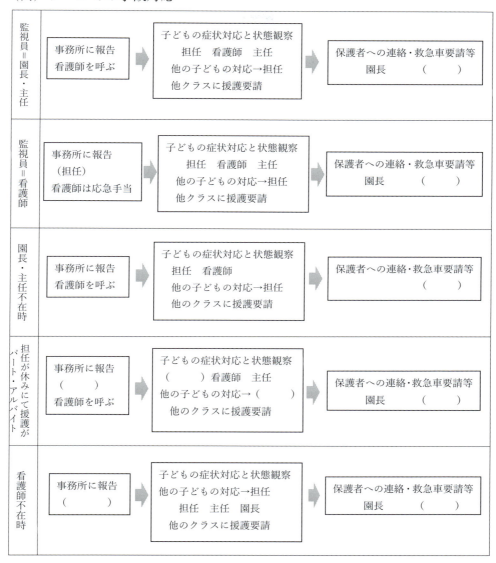

（　）内は、職員名を入れます。

※ アクションカードは、災害・緊急時にも対応できます。

関連市販教材の紹介：

- ●「改訂6版　救急蘇生法の指針2020（市民用・解説編）」／日本救急医療財団心肺蘇生法委員会
- ●「普通救命講習テキスト ガイドライン2020対応」／公益法人 東京防災救急協会
- ●アクトキッズAED＋CRPトレーニングキット／三菱王子紙販売（株）
- ●リトルジュニア、ベビーアン（乳児）／レールダル
- ●心肺蘇生トレーニングツール　あっぱくんライト（CPR200）／（株）アレクソン

7月／プール①

プール①　楽しいプールあそび

対象：3〜5歳児
目的：プール活動において、望ましい習慣や態度を身につける。
ねらい：プール活動を安全、衛生的に行うためのルールを身につけ、活動が楽しく出来る。
必要物品：紙芝居「プールのおやくそく」

指導案：

内容・活動	指導上の留意点	教材など
①プール活動をするためのルールについて話すことを伝える。	きちんと注目させてから話を始める。	
②プールに入る前の約束ごと　生活習慣について話す。 ③朝、体温を測り健康状態をチェック。 ・必ず体温を測り保護者に自分の体調について話すことを伝え、保護者にプールカードに記入してもらう。 ・プールの準備ができていないと入れないことを伝え、一緒に準備してくるように話す。 ④保護者に爪を切ってもらうように話す。 ⑤プールに入る準備について話をする。 ・準備体操をすることで体を温めることができ、内臓も筋肉もプールに入る準備をすることが出来るようになる。 ・シャワーを浴びることで、からだの表面の汗や、汗が乾燥して残った有機物・ミネラルなどを洗い流し、プールにいる雑菌のエサを断つ目的がある。 ⑥プール活動中の注意について話す。		紙芝居「プールのおやくそく」
⑦プールから出るときの注意事項を話す。	プールの塩素や汚れなど、きれいに洗い流し、感染症の予防のため、がらがらうがいもする。	
⑧紙芝居の内容で強調・確認したい部分をもう一度子どもたちに聞いてみる。		

7月／プール①

教材：紙芝居「プールのおやくそく」

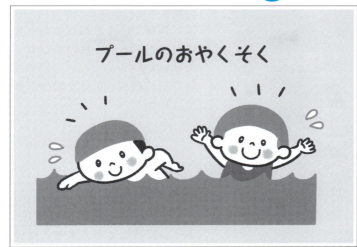

今日はたのしくプール遊びをするためのお話をします。

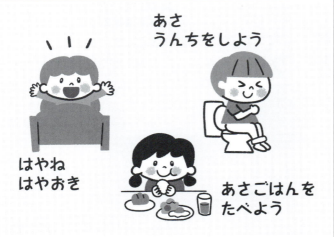

元気に楽しくプール遊びをするためには
早寝早起き：夜は早く寝て朝は元気に起きようね！
朝ごはん：しっかり食べようね。ちゃんと食べないと、元気がでないし、すぐ疲れて泳げないよね。
トイレでうんち：朝ごはんを食べたらトイレでりっぱなうんちをしてこようね。

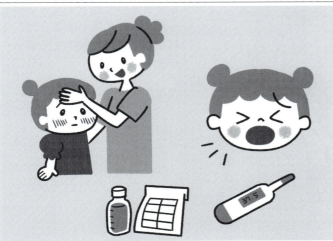

咳はでていないかな？ 熱はないかな？
目が赤かったり、耳が痛かったり、お腹が痛かったり、やわらかいうんちが出たときは×。かぜのお薬を飲んでいたり、咳止めのテープを貼っているときも×。
プールは元気でないと入れないよ。

7月／プール①

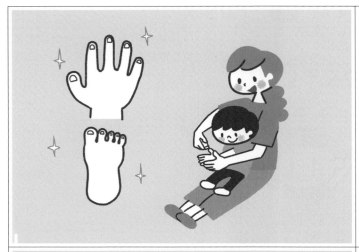

爪が伸びているお友だちはいないかな？足の爪はどうかな？
爪が伸びていると知らないうちにお友だちを引っ掻いてしまったりします。
いつも、きれいに爪を切ってもらってね。

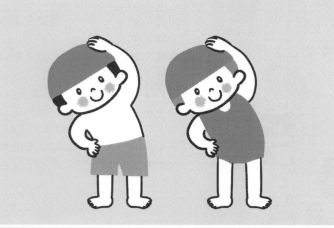

トイレに行ってから水着に着替えようね。
次は準備体操です。
1・2・3・4。
手や足をよ〜く伸ばしてね。

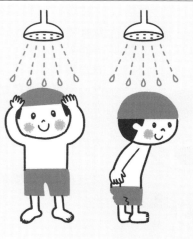

次はシャワーです。頭も背中もお腹もよ〜く洗ってね。お尻はうんちのバイ菌がのこっているかもしれないから、とくによ〜く洗ってね。

7月／プール①

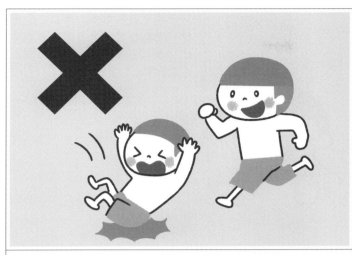

あれあれ！プールの周りを走っているよ。
いいのかな？
プールの周りは水でぬれていてあぶないよ。
ほ〜ら！スッテン、ころりん、すべってしまったよ。気をつけてゆっくり歩こうね。

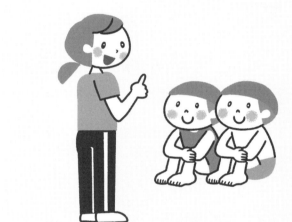

おとなの話は大切だから、しっかり聞こうね。

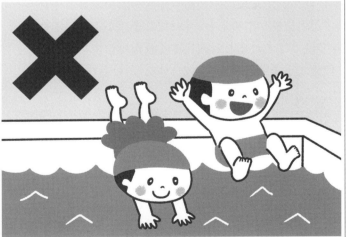

プールの中へ飛び込んだり、ふざけたり、お友だちの足を引っ張ったり、押したり、あぶないことはしないでね。ケガをしてしまうと、プールでは遊べなくなります。

7月／プール①

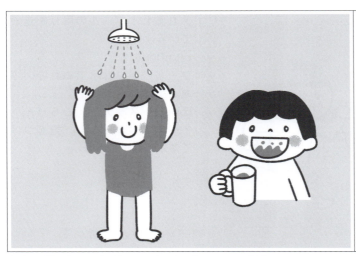

プールで遊んだら、また、シャワーをあびて、からだをきれいにしましょう。がらがらうがいも忘れずにしようね。

参考：『保育園の保健のしごと』プールのお約束 P102〜103

関連市販教材の紹介：
- ●『すぐ使える健康教育』保健指導シリーズNo６　全国保育園保健師看護師連絡会

 コラム「朝の洗顔」

　最近、登園してくる子どもを見て気になることは、朝起きて、顔を洗っているのだろうか？　ということです。目やにが付いたままの子どもや鼻水の痕が乾燥して残っている子どももいます。２歳児の子どもに聞いてみると、「ママにタオルで拭いてもらっている」「ジャバジャバってお水で洗ってくれる」と教えてくれたりします。しかし、多くの子どもは、朝起きてから登園するまでに顔を洗ったり拭いたりもない様子です。
　３歳児からは、水遊び時にシャワーで手のコップを作って顔を洗います。そこで、２歳児の保護者会で、お風呂に入った時に、両手でコップを作って水を溜める練習をしてくださいというお願いをしました。手のコップができるようになると、手で水を溜めて顔を洗うことができます。「はじめはお風呂場で練習し、できるようになったら洗面所で朝起きたら顔を洗えるようにしましょう」と勧めました。３ヵ月くらい経った頃、水道の水を手のコップを作って溜めている子どもがいました。毎日練習をお風呂でしてくれたのかもしれません。以前であれば、起床後に顔を洗ったり清拭したりすることは当たり前でした。しかし、当たり前を当たり前と思わず、丁寧に保護者にも子どもにも伝える必要があると感じています。

7月／プール②

プール② 保護者に向けて

対象：保護者・（職員）
目的：プール活動を安全、衛生的に行うためのきまりを保護者に伝え、協力を得る。
ねらい：プール活動に対して、注意事項、安全・衛生的に行うためのきまりを理解してもらい、安全に行えるようにする。
必要物品：ほけんだより

指導案：

内容・活動	指導上の留意点	教材など
①プール開きの前にプールのお約束のおたよりを発行する。	登園時にも目につく場所に掲示することで、注意事項などを理解してもらう。	おたより
②クラスの連絡ボードにも、プール活動が終わるまで、掲示する。	管理上の都合でやむを得ずプール活動が中止になる場合があることを保護者に知らせておく。 ・感染症が流行しているとき ・天候、気温・水温が適温でない時　など	

コラム「変化してきている保育園のプール水遊び」

　私の勤める保育園では、園庭がなく屋上テラスにビニールプールを広げて行っています。事故予防では、監視員に１人立ててプール水遊びを行うだけの人員確保がむつかしく、監視員を置いたとしても重大事故へつながる遊びとして、非常に危険を感じていました。
　また、屋上テラスで遊ぶということについては、熱中症の危険も、悩みの一つでした。毎朝、屋上テラスの暑さ指数計で「暑さ指数」を計測し、その日の水遊びが可能か不可能かの判断をしています。「厳重注意」以上は残念ながら屋上遊びは中止です。夏は日よけカーテンをつけていても、計測した数値は高く、屋上での水遊びができない日が、年々多くなっていきました。
　事故予防を考え、「プール遊び」を保育園として中止している保育園もあるようです。溺水等の事故も熱中症も、命が奪われます。体調不良を事前に訴えることがむつかしい未就学児の活動ですので、事故や熱中症の予防を行いつつ、「水遊び」を行っていきたいと思います。

7月／プール②

教材：ほけんだより CD

ほけんだより

○○○保育園

プール開きが、　月　　日（　）にあります。日に日に日差しが強くなり、一マンが やってきました。天気の良い日は毎日プール遊びを行います。

年　月 プール特別号

楽しいプールあそびのために

楽しく安全にあそべるよう、ご家庭で以下のことをお願いします。

① 毎日お風呂に入り汗をながし、髪の毛も洗う。
② 爪は短く切る。（やすりがけもお願いします）
③ 耳そうじをする。（耳鼻科でも行ってくれます）
④ 朝ごはんをしっかり食べる。
⑤ しっかりと睡眠をとる。（早寝・早起き）

※ 水いぼ、とびひなどの病気や、中耳炎、結膜炎などの目、耳、鼻の病気にかかっていたらプールが始まる前までに治しておきましょう。

★ プール遊びが苦手な子のためにも、髪の毛はひとりで始末できるスタイルにしてください。食事をしてからお風呂に入ります。長い髪の場合乾かないままお昼寝になってしまいます。髪飾り（ヘアピン・パッチン留め等の小さい物はゴムは、帽子が破れにくくなったり、落ちたりして危険ですので、ご配慮をお願いします。

毎日 プールカードの記入をしてください。
（天気に関係なく記入をお願いします。）

★プールはこんな時には控えましょう

熱は何度ですか？
熱がいつもより高かったり、前日熱があった場合は控えましょう。

目ヤニや充血はありませんか？
結膜炎のおそれがあり、お友達に感染する可能性があります。

食欲はありますか？
朝食がいつもと違って食べられなかった時は、プールに遊ぶことなくなります。

咳、鼻水は出ていませんか？
ひどい時は注意力が散漫になったり、息が苦しくなったりします。風邪気味だとプール活動を控えていただくことがあります。

下痢をしていますか？
下痢をしている時は体力を消耗します。また、プールが汚染される可能性があります。

前日よく眠れましたか？
睡眠不足の疲れで元気のない時は控えましょう。

とびひや化膿している傷がある時は、水の中で感染しますので、他のお友達への影響を考慮し、プール活動は控えていただきます。

風邪薬の内服中や、体に薬のテープを貼っている場合はプール活動を控えていただくことがあります。

こんな時はプールに入れません

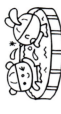

- プールカードに記入がなかった時
- プールカードを忘れた時
- プールの準備をしてこなかった時

★ 感染症にかかったあとのプールは、医師の指示のもとに行います。

※ 水いぼがたくさんできている場合、ラッシュガードの着用をお願いする場合があります。

朝、お家を出るときは、体調が良くてもプールに ○ でも、園に来て、体調を見て判断することがあります。カードが ??? になることがあるので、様子を見て判断することがあります。

9月／生活リズム

生活リズム　保護者に向けて

対象：保護者
目的：子どもの生活リズムを大切にし、健康な生活ができる。
　　　保護者の状況やその意向を理解、受容し、配慮しながら適切に援助する。
ねらい：子どもの健康に「早寝　早起き　朝ごはん」が大切なことを知る。また、大切さを知ることで、子どもの生活リズムを整えようとする。
方法：ほけんだよりとして、保護者に知らせる。

教材：ほけんだより CD

「朝ごはんのすすめ」

1. 朝ごはんを食べるとこんないいことがある！
朝ごはん、きちんと食べていますか？8月の暑さや生活リズムの乱れなどから朝食を食べずに登園してくる子もいました。「食欲の秋」を前に朝食の役割を一緒に考えてみませんか？

①からだの活性化　　調理する音（聴覚）食事の匂い（嗅覚）食べ物の色や形を見る（視覚）手触りや舌触り（触覚）味（味覚）を働かせ、脳に刺激を与え、目覚めさせます。

②肥満防止　　朝食を抜くとお昼におなかが空きすぎてしまい、たくさん食べてしまいます。食べ過ぎた分は完全燃焼できず、太る原因になります。

③快便効果　　寝ているとき腸は休んでいます。朝食を食べる事で腸も目覚め、食べ物の刺激で排便しやすくなります。

④脳のエネルギー源　　寝ているときでも脳はエネルギーを使っています。朝食をとらないと、脳に必要なエネルギーは不足してしまいます。すると脳が活発に働きません。その結果、ボーっとしたり、活気がなかったり運動量が減ったりします。午前中の不活発さから、生活リズムはますます乱れ、夜更かしへと続いていくのです。

2. どんな朝ごはんがよいのでしょう。

①甘いものばかりの朝食は注意　　脳のエネルギー不足のところへ、菓子パンやジュース、デザート系の甘いものばかりとると、血糖値が一気に上昇します。血糖を下げようとインシュリンという物質が大量にでて、血糖を一気に下げます。低血糖になると無気力や神経過敏、暴力的発作、低体温などの症状が出て、結局朝食抜きと同じ事になってしまうのです。

②脳を動かすのは主食（ご飯、パン、麺類など）
　体温を上げ、体を動かすのはたんぱく質（肉、魚、卵、大豆など）

※「せっかく朝ごはんを作ったのに、食べなくて…」こんなお悩みをお持ちの方、就寝時間を見直してください。夜更かしすると食欲がなくなります。理想的には9時、遅くとも9時台には寝かせるようにしてみてください。
「早寝、早起きのすすめ」はまた、次の機会に…。

参考文献　子どもの脳は食から育つ（芽ばえ社）朝ごはん大好き！（芽ばえ社）

9月／生活リズム

ほけんだより 〜早寝・早起きの話〜　〇〇〇〇年××月××日　△△保育園 〇〇

平成22年に発表された「幼児健康度調査報告」によると、平成12年度の報告に比べると子どもの夜型は改善される傾向にあり、子どもたちの約半分が21時に寝ているそうです。睡眠は1日の疲れを癒し、成長ホルモンを分泌させ、脳や体の発育を促してくれます。早寝の習慣をつけていきましょう。その一方で寝る時間が22時以降の子が約30％いるそうです。夜更かしは疲れやすくなったり、脳や体は活動を続けていきましょう。感情のコントロールが効かずイライラしたり攻撃的になったりします。早寝のためにできることを、試してみてください。

ポイント

①まずは早起きの習慣を！
前の晩、遅くに寝たとしても朝は早く起こしましょう。早く起きると夜も早く眠くなります。

②朝の光を！
朝起きたら、カーテンを開けて太陽の光を浴びましょう。目覚めが促されて、脳も体も活動を始めます。

③活動をたっぷりと！
昼間沢山体を動かして遊びましょう。心地よく疲れ、夜の眠りを誘ってくれます。

④だらだらとお昼寝をしない！
夜寝られないようならお昼寝を早く切り上げましょう。遅くても15時半までに起きましょう。夕方に寝るときも同じです。少し寝てすっきりしたら起こしましょう。

⑤おふろは適温で！
人は夕方になると眠りにつきやすいように体温が下がり始めます。しかし、熱いお風呂に入ると急激に体温が上がり、目が覚めてしまいます。寝る前に入る場合はぬるめにするといいでしょう。

⑥入眠前の習慣を！
「おやすみの習慣」をつけましょう。絵本を1冊読む、時間を決めてお話をする、などこれをしたら寝るという習慣があると眠りやすくなります。

参考：『保育園の保健のしごと』生活リズム P126〜127

9月／食べものの旅

食べものの旅 「うんちになるまで」

対象：5歳児

目的：自分のからだの中の仕組みを知り、排便の観察をすることで、自分の健康に関心を持つ。

ねらい：食べものを食べてから、便として排出されるまでの過程を知る。
　　　　便の大切さを知る。
　　　　便の観察ができ、自分で便の変化に気づき、大人に伝えられる。

必要物品：臓器エプロン、人体パネル、排便人形など

指導案：

内容・活動	指導上の留意点	教材など
①食べ物を食べてからうんちになるまでの話をすることを伝える。 「食べた物は、形を変えて何になって、からだから出てきますか？」と問いかける。	子どもたちから、「うんち」のワードを引き出す。	
②臓器エプロンや消化器系内臓パネルを見せる。 「カレーライスを食べました。」 「口の中に少しとどまって、歯で噛みます。唾液（つば）と混じって、食道に送られます。食道は25cmほどです。わずか、1～2秒で通り過ぎます。」 「そして、胃に送られます。ここには、水は数分、普通の食べもので2～4時間でどろどろ状になります。」 「次に行くところは、十二指腸です。25cmほどの管です。 そのあと、小腸という管に行きます。5～7mもありますが、体の中では、くしゃくしゃに縮んでいて3mほどになっています。ここでは、栄養をとりこみます。いらないものだけ、次へ送ります。2時間くらいかかります。 「次は大腸です。1.5～1.7mあります。水分を吸収しながら12～24時間という長い時間をかけてゆっくり、通ります。 そして、いらないものが肛門からうんちとなって、出ていきます。」	臓器エプロンの腸を伸ばしたり、便を出してみたりしながら視覚的に説明する。	臓器エプロンまたは、消化器系のイラストの入っている人体イラスト、人体パネルなど

9月／食べものの旅

「食べ物は、口に入ってから7〜9mを約30時間かかる長い旅を終えます」		
③絵本でうんちの性状について説明する。体調でうんちの性状が変わることを説明する。	普通便、軟便、硬便、下痢便	絵本など
④毎日、自分の便を観察し、体調を把握できるように伝える。	体調が悪いと感じたときは、大人に伝えることが大切。 うんち日記の宿題を出してもよい。	

実際の指導

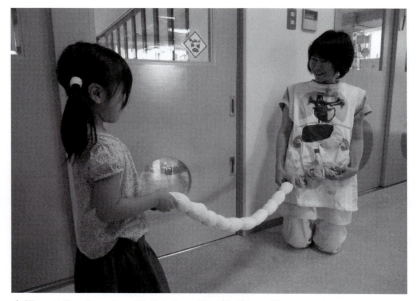

大腸って長いね…と、子どもと一緒に伸ばして見ているところ。

指導のすすめ方やアドバイス：
- 食べものの例は、その日の給食のメニューなどで例えると、わかりやすい。
- 消化器系の内臓のイラストは、様々な本などのとじ込みや付録で入手しやすいため、手軽に指導ができる。
- 人体パネルを使ってもわかりやすい。
- 臓器エプロンは手作りできるので、使いやすいものを作ってもよい。

参考：『保育園の保健のしごと』今日のうんちはどんなうんち？ P128〜129

第3期

目

対象：4・5歳児
目的：自分のからだに興味を持ち、自分で自分の目を守ろうとする意欲が育つ。
ねらい：目の仕組みを知り、目を大切にしようとする。
必要物品：絵本、眉毛・睫毛・眼球・瞼の区別がつく動く模型または絵など

指導案：

内容・活動	指導上の留意点	教材など
①からだについての質問をする「からだの中で2つあるのは？」 ②今日は、2つあるものの中の「目」の話をすることを伝える。	「自分のからだ」に触れたり、2つあるものを探したり、「自分のからだ」に意識をむける言葉がけ。	目のイメージイラスト
③絵本を読み聞かせる。 ・眼をつぶって見る―なにが見える？ ・眼球を動かす―筋肉を動かしてみよう ・片方ずつで見る―1つの目で見てみよう ・友達の目を見てみよう―何色？何が見える？ ・目を守っているのは？―眉毛、睫毛、瞼 ・開けたり閉じたり自分で思うように動かせる ・目で気持ちを表してみよう ・涙が出るときは？ ・骨はあるの？ 　　　　　　　　　　…など ・よく見るために、目は2つ必要。 ・自分の目を大切にする方法例―テレビは自分の身長以上離れてみる―疲れたら、遠くの山や緑をみる	絵本が数冊ある場合は、子どもたちが選ぶときもある（5歳児）。 ・絵本の内容に沿って、自分のからだで実際に体験していく。 ・体験したときの、自由な発見、発想、言葉にならないしぐさや表現をよく観察して、記録する。正誤は指摘しない。 実際に、テレビに見立てた壁からどのぐらい離れるのか、各自床に寝て自分の身長で計り、いすを置いて座ってみる等。	絵本 目の模型

10月／目

教材：目のイメージイラスト、目の模型

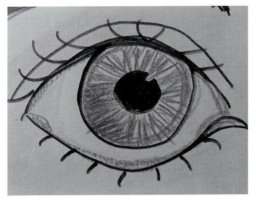
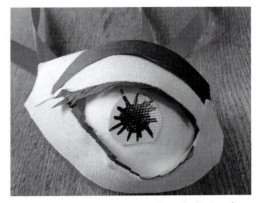

目は、丸くて柔らかくて、乾いてしまうと大変なので、瞼で保護します。瞼と睫毛が、守ってくれます

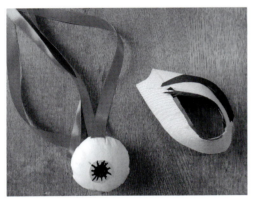
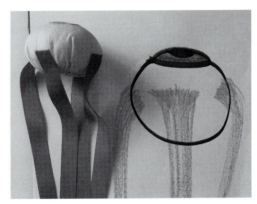

目の後ろには、4本の筋肉がついているので、上を向きたいときは思った通りに動かすことができます（上の方を見てみましょう、などといって動かしてみる）。

指導のすすめ方やアドバイス：
- 10月10日は目の愛護デーなので、この頃に行うとよい。
- 「自由な発想と発言・発見を皆で楽しむ時間」と捉えて進めていき、自分で自分の目を守ろうとする意識が育つよう配慮する。
- 一番身近な「自分のからだ」を使って実体験しながら楽しめる工夫をする。
「今日家に帰ったら、テレビを見る位置をお家の人に教えてあげましょう」などと家庭とのつながりを持てる一言もあると、身近な現象として日常に入ってくる（家庭環境に配慮）。
- 目に砂が入ったなどのエピソードをもっている子がいた場合は、そのとき目をつぶったか？ 目に砂が入ったときはどんな感じだったか？ などの実体験を子どもに発言してもらえるとよい。

参考：『保育園の保健のしごと』目の大切さ P155

視力測定の練習

対象：3～5歳児 （特に初めて視力測定を行う児）
目的：自分の目に興味を持ち、視力測定を受けることができる。
ねらい：視力測定の方法を知り、スムーズに視力測定ができる。
必要物品：国際基準に準拠した、ランドルト環視力測定表（または絵の視力測定表）、
　　　　　ランドルト環単独（字ひとつ）指標（0.3、0.7、1.0の単独）
　　　　　アイパッチやガーゼとテープ、検眼眼鏡（シンプルBC48）（検眼枠・遮閉板）、遮眼子（器）など、片目を隠せるもの。
　　　　　5m（3m）計測用紐やメジャー、指示棒、子ども用の椅子

指導案：

内容・活動	指導上の留意点	教材など
①後日行われる視力測定では、「どのくらい見えるかな？」を行う事を説明する。 ②視力測定をするための練習をすることを伝える。	競い合ってしまう子もいるため正解のあるものではないことを伝える。	
③椅子に座って行う。	椅子は、子どもが座って足底がつき、背筋を伸ばして座れるものが良い。 椅子から転倒しないように注意する。 　3歳児の子どもは特に「見て」「伝える」だけで精一杯。安全に集中できるよう配慮が必要。	
④測定をするための物品を説明する。 ・片目を隠すための道具 　アイパッチやガーゼとテープ、検眼眼鏡（シンプルBC48）（検眼枠・遮閉板） 　遮眼子（器） ・指標 　ランドルト環視力測定表（または絵の視力測定表）、 　ランドルト環単独（字ひとつ）指標	実物を見せたり、イラストや写真を見せて、説明するとわかりやすい。 アイパッチや、ガーゼは使い捨てにする。	説明イラスト「しりょくそくていのれんしゅう」 写真① 　　② 　　③
⑤測定の方法を説明する。 　片方の目を隠し、一つの目だけで指標を見ることを伝える。	直射日光は避け、明るい場所で行う。目移りしそうな物や掲示物は片づけておく。	

10月／視力測定の練習

0.1の指標を用いて、円の切れ目の方向を教えてもらうように練習を行う。 絵の指標の場合は、絵の名称などを練習しておく。 ⑥子どもたちに伝えること。 　まちがってもよい 　見えなくてもよい 　遊びやゲームだと思ってやってみよう ⑦片目を隠す練習を行う。 　注意することを伝える。 ・目を細めない ・目を押さえない ・顔を斜めにしない ・ふさいでいる目をつぶらない ・自分で外さない ・一人で触らない ・嫌な時にはすぐに伝える ・友達に教えない ・友達と話さない ⑧片目を隠して、測定を練習する。 ⑨視力測定の時に、練習の成果を褒める。	はじめは、目を隠さず、円の切れ目の伝え方だけを練習するとよい。 表現方法は、子どもが考え、大人が察する程度でよい。 ・口頭 ・同じランドルト環の形を持ち、同じ形を示す。 ・指で示す。 片目を隠すと、見え方が違うので、子どもが驚かないよう片目でも練習すると良い。	

教材

写真①

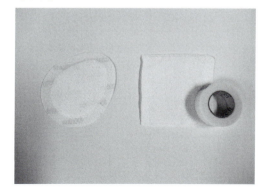

写真②

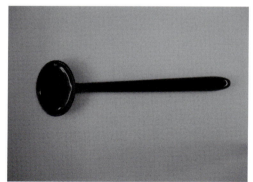

10月／視力測定の練習

写真③

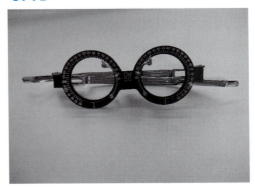

しりょくけんさのれんしゅう

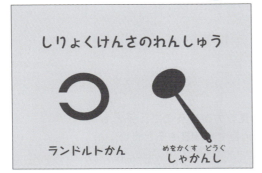

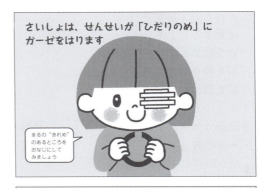

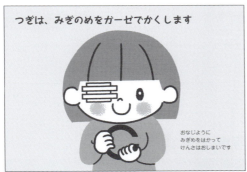

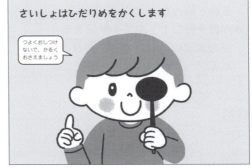

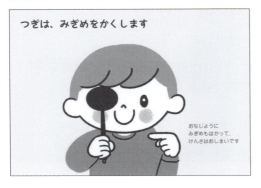

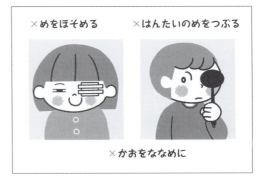

指導のすすめ方やアドバイス：
- 「視力表」は、無料ダウンロードもできる。
- 通常の保育とは違い、子どもの認識力、表現力も個々に垣間見えることがある。結果だけでなく、子どもの測定の様子を保育士に伝え共有すると良い。保護者からの家庭の様子がより把握しやすくなる。
- 測定時の子ども様子の例として
    - 右左を知っている。
    - 見たものと同じ方向にできる。
    - 見たものを左右逆に表現する。
    - 何を聞かれているかわからない。
    - 照れてうまく伝えられない。
    - 頭部を振って表現。
    - 頬に指を立てて考えていると思ったら頬で右左を表現していた。
    - 落ち着いて話を聴くのが苦手な子だったが、検査ではハキハキとできた……など
- 測定表を壁に貼る場合は、周囲に子どもの興味の出てしまうようなものを貼らない。
- 部屋（場所）に入るのは5人以下にする。待っている子たちは椅子に座って保育士と見学しながら待つ。
- 5歳児クラスになると、覚えてしまう子もいる。その場合は他へ興味を移せるように、保育士にも協力をお願いする。
- どの程度見えたかの目安がわかればよいので、表現方法の提案はするが、本人なりの解答を尊重し、正しい回答にこだわらない。子どもは見えたことを伝えるだけで精一杯のため、集中できるよう配慮をする。

参考：『保育園の保健のしごと』視力測定 P152～154

参考）「園児のための視力検査マニュアル」　　日本眼科医師会ホームページ
　　　www.sakura-shizuoka.jp/doc/20110322_manual_1.pdf
　　　「園児の健康診断の手引き－園で行うために－」　一般社団法人　日本保育保健協議会

視力測定の事前調査と練習
保護者に向けて

対象：3〜5歳児の視力測定を行う子どもの保護者
目的：子どもが目や視力に関心を持ち、自宅でも視力測定の練習の協力が得られる。
ねらい：子どもが、スムーズに視力測定ができる。
　　　　保護者が、子どもと測定の練習を行い視力測定の練習ができる。
　　　　問診票により、事前に自宅での様子を聞き、視力測定に活かすことができる。
必要物品：問診票（園児のための視力検査マニュアル参照）、練習用ランドルト環単独指標（P144〜147参照）

指導のすすめ方やアドバイス：
● 自宅での練習は、保育園で説明や練習をした後にお願いする。
● 問診票や練習用ランドルト環の単独指標は、「園児のための視力検査マニュアル」（p147にURLあり）から印刷できる。
● どの程度見えたかの目安がわかればよいので、保育園では、表現方法の提案はするが、決まりとして守らせようとしていないことを伝える。

コラム「目」

　眼鏡の装着を開始することになった2歳児。保護者からは「恥ずかしがっていたので家族みんなで眼鏡をかけることにしました」「眼鏡も自分で選びました」と聞きました。保育園には恥ずかしそうに登園しましたが、眼鏡使用中の担任と「同じだね」「かっこいいよね」と『気持ちが通じるボクだけの、特別な会話』を楽しんでいました。
　そして、クラス全員で眼鏡をかけている身近な人の事を思い出しながら、眼鏡についてお話しました。寝るときにはここに置くという取り扱い方も決めました。今では、何の違和感もなく使用しています。
　落ちそうなところに置いてあったりすると、大事そうに戻してくれる子どももいます。暴れん坊な子どもも眼鏡だけは狙いません。子どもの理解力は侮れません。

かぜをひくしくみ

対象：4～5歳児
目的：かぜをひくしくみを知り、自分の身を守るための予防が自らできる意識を養う。
ねらい：なぜかぜをひくのか、かぜがうつること、手洗いうがい、咳エチケットの大切さを知る。
　　　　カゼに負けない体力づくりについて知る。
必要物品：クイズ形式のイラスト、かぜ症状のパネル

指導案：

内容・活動	指導上の留意点	教材など
①クイズ形式でかぜをひく仕組みを伝える		クイズ形式のイラスト
②かぜをひいたら	子どもたちにかぜの症状を聞く。症状の絵のパネルをパネル板につける。	かぜ症状のパネル
③どうしてかぜをひくの？	クイズの答えを振り返りながら…ばい菌（細菌・ウイルスなど）がからだの中に入ることでかぜをひく。どのようにからだに入っていくのか。	
④かぜを予防するにはどうすればいいの？	ばい菌がからだに入らないようにするにはどうすればよいのか？子どもたちと一緒に考える。	
⑤手洗い・うがい・咳エチケットなどかぜ予防につながる話につなげていく。		

教材：クイズ用イラスト CD

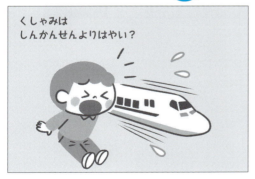

くしゃみはしんかんせんよりはやい？

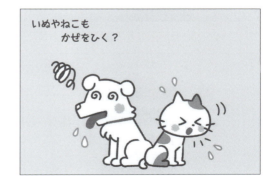

いぬやねこもかぜをひく？

11月／かぜをひくしくみ

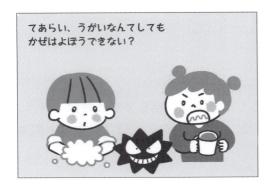

かぜ症状のパネル 🆑

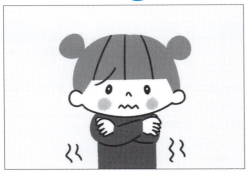

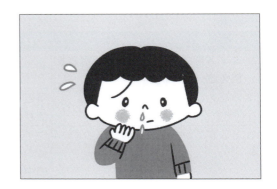

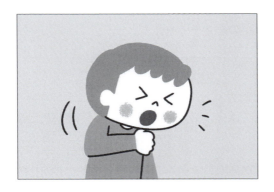

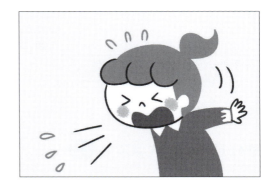

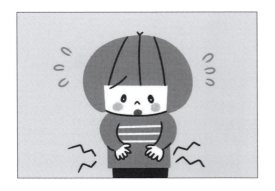

実際の指導：

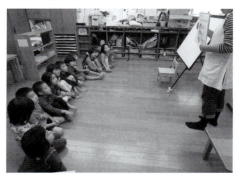
クイズ形式の教材を使用し、子どもたちに質問をする。

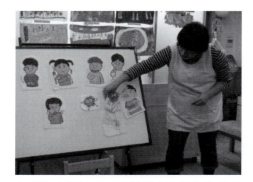
かぜの症状について子どもたちから出た答えのものを出していく。

指導のすすめ方やアドバイス：

- かぜを予防するためには、手洗い・うがい・咳エチケットなどが必要である。手洗い・咳エチケットはそれぞれの健康教育があるため、クイズやパネルシアターの教材は導入としていろいろな形で活用できる。
- かぜというと「発熱」「咳」「鼻水」が一般的な症状ではあるが、感染性胃腸炎やインフルエンザが流行する時期に話すと、それらの予防にもつながる。

クイズの答え

「くしゃみは新幹線よりはやい？」
　60年ほど前の実験で新幹線ほどの速さがあるという論文が出たそうです。現在は、実験技術も発展してきたため新たな実験結果論文がでている。
　くしゃみは、おおよそ時速10〜50km。
　新幹線は時速250〜300kmなので新幹線のほうが早い。
　しかし、くしゃみもオリンピック短距離選手が走る〜乗用車走行の速さがある。

「いぬやねこもかぜをひく？」
　かぜをひく
　ただし、人間のかぜが犬や猫にうつるわけではない。犬や猫のかぜも人間にはうつらないといわれている。

「てあらい・うがいなんてしてもかぜはよぼうできない？」
　正しく、丁寧にてあらいやうがいをしていれば、予防ができる。

「かぜのげんいんのウイルスは10しゅるいくらい？」
　風邪の原因の90％はウイルス。そのウイルスの数はなんと200種類以上。

参考：『保育園の保健のしごと』かぜ予防 P162〜165

11月／スキンケア

スキンケア

対象：保護者
目的：保護者がスキンケアの大切さを知り、実際に行うことができる。
ねらい：保護者が子どもの正しいスキンケアの方法を知り、子どもの皮膚を清潔にして保護、保湿する。
必要物品：板ダン　画用紙など
（今回の実践は生活展での展示だが、ほけんだよりや懇談会などで応用）

指導案：

内容・活動	指導上の留意点	教材など
①皮膚について知る	・皮膚の作りを知る。 楽しく見てもらえるように、身近にある文房具で立体模型を作り展示した。	板ダン 画用紙など
②スキンケアの大切さを知る	・子どもの肌こそ保湿が必要なわけを知る ・子どもの皮膚の特徴を知る ・乾燥肌について知る 分かりやすく見てもらえるように、言葉の説明に模型図を添えて説明する。	板ダン 画用紙など
③スキンケアの方法を知る	・保湿剤の種類と特徴を知る 興味深く見てもらうように特徴などをランキング形式で見てもらうよう工夫する ・保湿剤の使い方を知る 保湿剤の量や、塗り方、いつ塗るかなどイラストを添えて説明する。	

①皮膚について知る
　◎皮膚の作り

②スキンケアの大切さを知る
　◎子どもの肌こそ保湿が必要なわけを知る

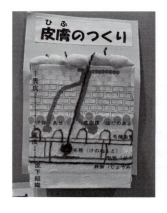

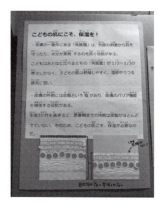

11月／スキンケア

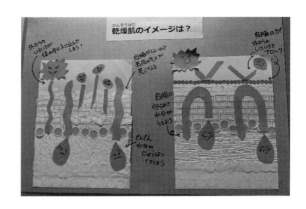

◎乾燥肌のイメージは？

③スキンケアの方法を知る
　◎保湿剤の種類と特徴を知る

保湿剤なんでもランキング

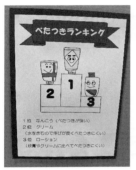 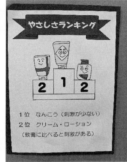 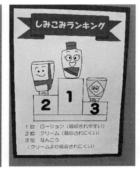 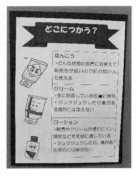

◎保湿剤の
　ベストシーズン

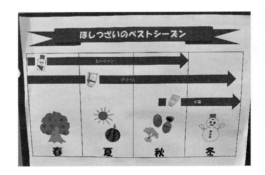 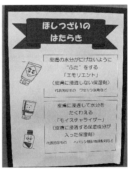

◎保湿剤の方法
　どのくらいの量をぬるのか。

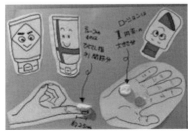 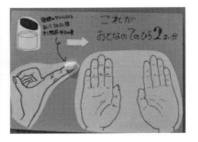

参考：『保育園の保健のしごと』秋・冬のスキンケア P166〜167

感染性胃腸炎　保護者に向けて

対象：保護者
目的：原因、症状、対応方法を知り、感染症の発生予防ができる。
ねらい：保護者が適切な対応を知り行うことで、家族間や保育園内の蔓延を阻止できる。
必要物品：スケッチブックやイラストパネルなど

指導案：

内容・活動	指導上の留意点	教材など
懇談会などを利用して、保護者を対象に感染症の対応について説明する。		スケッチブック イラストパネル など

教材：スケッチブックやイラストパネル

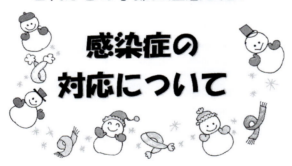

- 初めのあいさつ
- アイスブレイクに楽しい話や、興味を持っていることなどをあらかじめ話します。

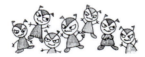
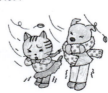

- 感染性胃腸炎について説明します。
- まずは主な原因、その対応などを説明。

11月／感染性胃腸炎

②主な症状 ・吐き気・おう吐・発熱・腹痛・下痢 （感染後24～48時間） ・ウイルスは1週間程度便と共に排出される ・下痢が落ち着いても、便の処理にも気を付ける ・脱水症状にならないように水分補給に努める ・ぐったりする・唇が乾燥する ・おしっこの回数・量が少なくなる ↓ 医療機関へ受診	・主な症状について説明します。 症状が続いた時の、注意することや、登園の目安についても説明します。
③おう吐や下痢便で汚れた時の対応 ・窓を開けて換気 ・（あれば）使い捨ての手袋、使い捨てのマスク・エプロン着用 ・新聞紙や、キッチンペーパーで、吐物や床に漏れた便を集めとり、ビニール袋にいれる（●をいれる） ・床は消毒薬◎で広範囲に拭く	・おう吐や下痢便で汚れてしまった時の処理の方法を説明します。 ・ノロウイルスの場合、処理をする保護者にも感染する可能性があること、適切に処理をしないと家庭内で感染してしまうことを説明します。
④消毒薬の作り方 6% （キッチンハイター、ハイターE、花王ハイター） ●吐物や便を消毒…水1ℓ：キャップ1杯 20㎖ ◎床・器具…水2.5ℓ：キャップ半分 10㎖ 衣類・布…水2.5ℓ：キャップ半分 10㎖に 　　　　　10分以上浸す 　　　　　熱湯85℃以上に1分間浸す	・汚れてしまった場合の消毒の方法を説明します。 家庭にもある、市販の塩素系漂白剤を使った消毒薬の作り方を具体的に説明します。 ・保育園で汚れてしまったものも洗わずにそのまま返却するので、この方法で消毒してもらうことも説明します。

11月／感染性胃腸炎

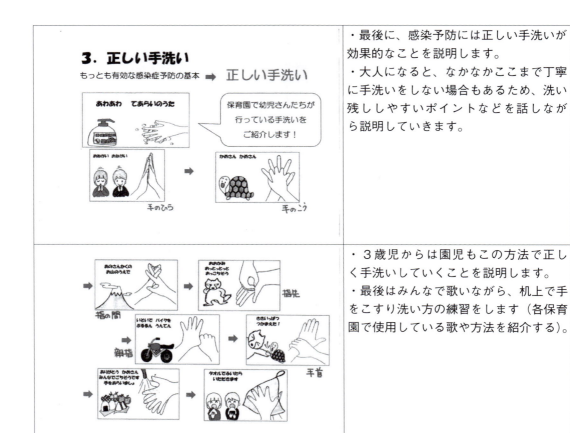

	・最後に、感染予防には正しい手洗いが効果的なことを説明します。 ・大人になると、なかなかここまで丁寧に手洗いをしない場合もあるため、洗い残ししやすいポイントなどを話しながら説明していきます。
	・3歳児からは園児もこの方法で正しく手洗いしていくことを説明します。 ・最後はみんなで歌いながら、机上で手をこすり洗い方の練習をします（各保育園で使用している歌や方法を紹介する）。

指導のすすめ方やアドバイス：

●主に初めて保育園生活を送る0歳児の保護者を対象に行うが、1歳以上の新入園児保護者も対象とし、保護者会などで話す機会をもらうと良い。
●保護者会で話ができない場合や、他のクラスの保護者を対象にするときは、ほけんだよりなどで知らせてもよい。
●冬に流行る感染症として、インフルエンザ、RSウイルス感染症やそのほかの感染症の情報も話すとよい。
●園児に行っている手洗いの健康教育の内容を保護者に知ってもらう機会になる。

参考：『保育園の保健のしごと』感染性胃腸炎 P168〜170

11月／咳エチケット

咳エチケット

対象：3～5歳児
目的：咳エチケットを身につけて、感染予防ができる。
ねらい：咳やくしゃみでばい菌が飛び散っていることを知り、咳エチケットを行うことができる。
必要物品：3mのひも付きばい菌（2mのところに印をつけておく）、
　　　　　マスク、ティッシュペーパー、水入り霧吹き、水道
　　　　　液体石けん、ペーパータオル、ミニばい菌、ひも付きばい菌

指導案：

内容・活動	指導上の留意点	教材など
①咳エチケットの指導を行うことを伝える。		
②咳・くしゃみをする時に唾液などが飛ばない方法を質問する。	子どもたちから出た答えは、できるだけ否定しないで、つないでいく。答えが出にくいときは、ヒントを出して答えを導く。	
③咳のデモンストレーションをする。	咳のデモ時に、ひも付きばい菌を口付近から、近くにいる子ども達方向に2m伸ばす。デモは、保育士にしてもらってもよい。	ひも付きばい菌
④伸びたひも2mの半円上の子ども達の頭上で霧吹きを噴霧する。	咳では、唾液や菌などが2m飛ぶことを話しながら噴霧する。離れていても霧が落ちてくることで実感できる。「ここまで、唾や菌が飛んでいきます」などと説明。	
⑤ミニばい菌を飛沫範囲内の子どもに貼る。	※ミニばい菌を飛沫範囲の子に手渡してもよい。「ここまでばい菌が飛んできます」と子どもに手渡したり、ばい菌の裏にセロハンテープを輪にして子どもに貼ってもよい。	ミニばい菌
⑥くしゃみのデモンストレーションをする。	くしゃみのデモ時に、ひも付きばい菌を口付近から、近くにいる子どもたち方向に3mのばす。デモは保育士にしてもらってもよい。	
⑦伸びたひも3mの半円上の子ども達の頭上で霧吹きを噴霧する。	咳の時に水で濡れなかった子も、くしゃみでは飛沫が届くという内容を説明しながら噴霧する。上記※も行う。	

11月／咳エチケット

⑧マスク・ハンカチ・ティッシュペーパー・長袖衣服を使った咳エチケットデモンストレーションを行う。	特に、手で咳・くしゃみを押さえた場合には、手洗いをすることを伝える。手のひらに、ミニばい菌を貼って見せることも有効。その後、手を洗って見せてもよい。 ・マスクやティッシュペーパーがない場合には、長袖衣服で口元を押さえることも有効なことを伝える。	写真A〜C
⑨翌日、クラスに訪室した際に個々にクイズ形式で話をする。	前日の咳エチケット指導効果を確かめる。	

教材：ひも付き大型ばい菌

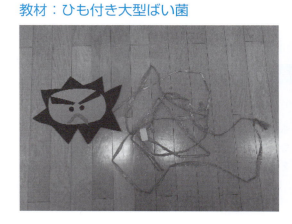

ミニばい菌

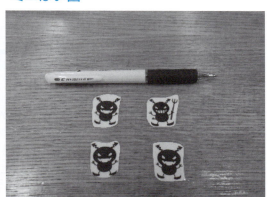

実際の指導：

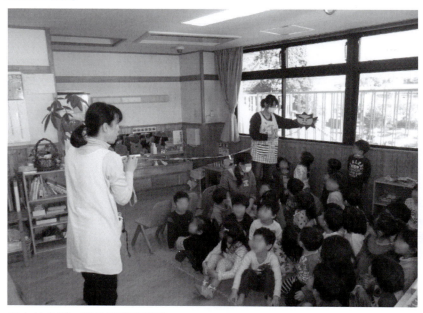

ひも付きばい菌の指導の様子

11月／咳エチケット

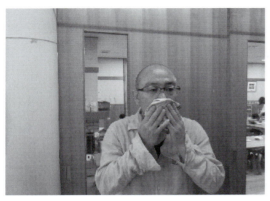
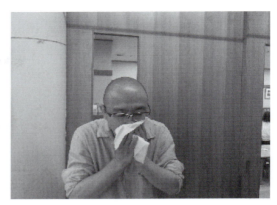

A　ハンカチ・ティッシュペーパーでの咳エチケット

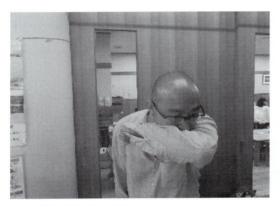
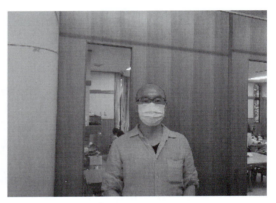

B　長袖での咳エチケット　　　　　　　　C　マスクでの咳エチケット

指導のすすめ方やアドバイス：
- 実際に咳・くしゃみをしている子が、咳エチケットを実施できていた際には褒める。
- 霧吹きは、3歳児は興奮してしまう場合もあるので、4〜5歳児に使用するとよい。
- マスクの着用は感染予防に有効であるが、2歳未満の子どもは、息苦しさや体調不良を訴えること、自分で外すことが困難であることから着用は推奨しない。（日本小児科学会、日本小児科医会、厚生労働省）また、WHOは5歳以下の子どもは必ずしもマスク着用にこだわらなくてもよい、という見解を出している。マスク着用の際は、注意深く観察し、午睡時や熱中症が疑われるような場面にはマスクを外せるように大人の援助が必要。

公益社団法人 日本WHO協会
https://japan-who.or.jp/news-releases/2008-10/
参考：『保育園の保健のしごと』かぜ予防 咳エチケットって知っていますか？ P164

12月／骨

骨

対象：5歳児
目的：骨の役割や、丈夫な骨を作るにはどうすればいいのかを知る。
ねらい：骨を丈夫にするために、好ききらいをしないでしっかり食べ、外遊びなどでたくさんからだを動かす。
必要物品：絵本『ほね』（p41）など
　　　　　ポップアップの人体図鑑や模型図、「206」のパネル

指導案：

内容・活動	指導上の留意点	教材など
①何をお話しするのか事前に知らせない。 206と書かれたパネルを子どもたちに見せる。 「この数字はなんでしょう」 「答えは人間のからだの中の骨の数です」	子どもたちから出た答えは、できるだけ否定しないで、つないでいく。答えが出にくいときは、ヒントを出して答えを導く。	「206」と書かれたパネル
②絵本の読み聞かせをする。 人間に骨がなかったらどうなるのか？	絵本の内容を振り返る質問を子どもたちにしてみる。	絵本
③ポップアップの人体図鑑や模型図を見せる。 骨の役割について子どもたちに聞いてみる。		ポップアップの人体図鑑や模型図
④丈夫な骨を作るにはどうすればいいのか説明する。 骨を丈夫にする食品 からだを動かすことの大切さ（運動） 睡眠をしっかりとる。		スケッチブックをつかう
⑤「赤ちゃんの骨は大人より多い？少ない？」 「こたえは多い。300〜350個あります」	大人よりどうして多いのか、これから骨が作られること、子どもの骨は軟らかいこと（軟骨）など併せてお話する。	
⑥骨を大切に・丈夫にするには、しっかり食べ、運動して、眠りましょう。		

実際の指導：

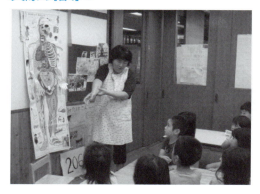 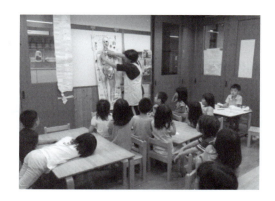

指導のすすめ方やアドバイス：
- 骨の模型はインパクトがあるが、立体的な絵本の模型でも子どもたちは興味を持ちやすい。
- 事後学習、骨の図鑑など子どもの手の届くところ（見られるところ）に置き、振り返りができるようにするとよい。

 コラム「健康教育のおもしろさ」

　子どもたちに健康に関することを伝えるために、いろいろな教材を作っています。職員の顔写真を使用した紙芝居や絵本などは、子どもたちの期待度もあがります。「もっと、見たい」「もういっかい」などと言われると、次は何を作ろうかなと、制作意欲も増します。職員もノリノリでいろいろな顔やポーズをとって写真撮影などの協力をしてくれます。

　3歳児の手洗い講習の時、私が紙袋からいろいろな教材を取り出そうとしていると、「次は何？」と子どもたちから期待の声！手洗い用ばい菌スタンプを取り出して、「次はこのばい菌が消えるように洗ってね」って話すと、喜んでスタンプを押してもらいにくる子どももいれば、怖がって泣いてしまう子どももいて、反応は様々でした。今年は新たにキャラクターのスタンプも準備し、怖がっていた子どもも喜んで手洗いをしてくれました。

12月／インフルエンザ

インフルエンザ　職員に向けて

対象：職員
目的：インフルエンザについて理解し、早期発見、蔓延を防ぐ。
ねらい：職員に周知徹底することで、早期に発見でき、蔓延が最小限になる。
必要物品：プリント、クイズ CD

○インフルエンザに罹患した時の出勤のめやす
・職員本人が罹患した場合
　医師の許可を得て出勤とする　発症後5日を経過し、かつ、解熱した後2日を経過するまで

・職員の同居者が罹患した場合
　本人に、発熱、咳、など症状がなければ、マスクをつけて出勤する　症状がみられた場合は、すみやかに受診。
　同居者に感染者が出た場合、その職員も罹患のリスクや不顕性感染が考えられるので、保育園へ報告する

○具体的な予防方法
・予防接種も有効(保育園によっては、保育園内で予防接種をしたり、予防接種代の補助があるところもある)。接種した時は、流行時に必要な情報なので保育園に伝える。
・飛沫感染だけでなく、接触感染もあるので、まず手洗いを励行する。
・水分補給でのどのウイルスを流すことも有効なので、こまめにのどを潤す。
・咳や鼻水の症状がある時は、咳エチケットを励行しマスクを使用する。
・インフルエンザウイルスは湿度が低いと長く生存するため、室内の湿度は50～60％めやすで保つ。
・流行時には、人込みを避ける。やむを得ないときは、マスクを着用する。
・抵抗力や免疫力を落とさないように、睡眠、食事に留意する。

○保育園で流行させないために、気をつけること
・手洗いの後の手拭きは、接触感染で流行させる危険があるので共用ではなく、個別タオルやペーパータオルを使用する。
・流行時に熱や風邪症状が見られたら、すみやかに受診する。
・保育室の湿度調整（50～60％めやす）をする。
・園児の（又は自分の）鼻水を拭いたティッシュは蓋つきのごみ箱に、すぐに捨てる。すぐに捨てられない場合は、ビニール袋に入れるなどとし、エプロンのポケットに直接入れないようにする。
・園児の(又は自分の)鼻水を拭いたあとは、手についていなくても拭くたびに、アルコール消毒（インフルエンザはアルコールが有効）か石けんを用いた手洗いをします。
・保育室やおもちゃなどの、清掃、消毒を日常よりも徹底する。
・感染の疑われる園児の保護者対応について周知し、徹底する（保育園の保健の仕事P170参照）。
　家族内感染者の対応、登園届又は登園許可書などの対応、感染が疑われる園児の対応など
・保護者からインフルエンザの電話連絡があった時の聞き取りのポイントを周知し徹底する（『改訂版保育園の保健のしごと』P172参照）日時、クラス、氏名、発熱などの経過やその他の症状、予防接種の有無、受診の有無、診断（インフルエンザAやB）、治療や今後の登園予定、家族状況など。

12月／インフルエンザ

＜冬の感染症流行に備えて＞　クイズに挑戦！！
インフルエンザ　（※コロナにも応用可）
（1）〇か×で答えてください。

① インフルエンザは接触・飛沫感染である。
　　→　〇　・　×　　　正解（　　）
② インフルエンザは、マスクをしていれば防ぐことができる。
　　→　〇　・　×　　　正解（　　）
③ 保育中、インフルエンザの自覚症状がなければマスクをする必要はない。
　　→　〇　・　×　　　正解（　　）
④ インフルエンザの感染予防としては、毎日一回（できれば昼）に、ドアノブ、手すり、スイッチ、蛇口、テーブル、イス、サークルなど、頻繁に触る部分を水拭きする。
　　→　〇　・　×　　　正解（　　）
⑤ 上記記載の環境消毒は、インフルエンザが流行し始めてから行う。
　　→　〇　・　×　　　正解（　　）
⑥ インフルエンザに罹った人は、園内に入れない。
　　→　〇　・　×　　　正解（　　）
⑦ 在園児の家族がインフルエンザに罹った場合、在園児の保育は受けない。　　　　　　　　→
　　〇　・　×　　　正解（　　）
⑧ 学級閉鎖中の在園児の兄弟は、園内に入れない。
　　→　〇　・　×　　　正解（　　）
⑨ ティッシュで在園児や自分の鼻水を拭いた後、直接鼻水に触れていなければ手洗いは必要ない。
　　→　〇　・　×　　　正解（　　）

（2）　（　　　）内に語句を入れてください。
① インフルエンザに感染した人が咳やくしゃみをしたときにウイルスの飛沫が飛び散る範囲は
　　（　　～　　）mである。
② 外部から園内にウイルスを持ち込まないため、出勤時には、玄関で（　　　　　）による手洗いをしてから着替えて、保育に入る前に（　　　　）による手洗いをします。
③ インフルエンザを発症した園児は、発熱した日を0日目として発症から（　　）日間が経過し、かつ解熱した日を0日目として解熱後（　　）日間が経過するまでは保育所を休んでもらうようにする。
　　　例）12月3日（水）に発熱し
　　　→①12月4日（木）に平熱になりそれ以降上がらなかった場合
　　　　⇒12月（　）日（　　曜日）より登園可
　　　→②12月6日（土）に平熱になりそれ以降上がらなかった場合
　　　　⇒12月（　）日（　　曜日）より登園可

12月／インフルエンザ

インフルエンザクイズ解答

（1）
① ○
② ×：マスクだけでなく、手洗い、環境消毒等も必要です。
③ ×：発症前から感染力があると言われています。流行する前から、マスクを着用すると効果的です。
④ ×：水拭きではなく、70％以上の濃度のアルコールでの消毒が必要です。
⑤ ×：インフルエンザは感染力が非常に強いので、一人罹ると次々に罹ってしまいます。流行する前からの環境消毒が、感染予防には非常に効果的です。
⑥ ○：感染予防のため、園内には立ち入らないようにお願いしている園が多いです。きょうだいのお迎えなどは、玄関で職員が対応をしましょう。
⑦ ×：保育園により対応は異なりますが、朝の検温や様子の観察を丁寧に行い、保育を受けている園が多いです。しかし、新型でとても流行している時等は、対応について検討するといいでしょう。
⑧ ×：保育園により対応は異なりますが、保育室へは行かない対応が望ましいでしょう。寒い時期ですから、「事務所で待機してもらう」等、園でやりやすい方法を検討するといいでしょう。
⑨ ×：触れている可能性を考え、鼻水を拭いた後は、必ず手洗いをしましょう。

（2）
① 1〜2
② アルコール／石けんと流水
　※園の構造により、やりやすい方法で行うといいでしょう。
③ 5／3／9／火／10／水

指導の進め方やアドバイス：

● 理解してもらうことが大切なので、説明するだけでなく、全職員にマニュアルを配布し、その後にクイズ形式にして提出してもらい、職員会議で答え合わせを行うとよい。

参考：『保育園の保健のしごと』インフルエンザ P171〜172

第4期

1月／食品分類

食品分類

対象：5歳児
目的：健康な生活の基本としての「食を営む力」の育成に向け、その基盤を培う。
ねらい：食べ物に興味を持つ。
　　　　赤・黄・緑の食品の働きを知り、バランスよく食べることの大切さを知る。
　　　　食事を楽しみ合いながら食べる。
必要物品：「3つのいろの　たべものれっしゃ」のぬりえ、3色の食品の役割パネル、お弁当箱のプリント、お弁当の具材のプリント、赤・黄・緑の折り紙、はさみ、のり、絵本『はらぺこあおむし』（エリック・カール：著／もりひさし：訳／偕成社）

指導案：

内容・活動	指導上の留意点	教材など
①子どもたちに、どんな食べ物が好きかを聞く。	食べ物がたくさんあることを引き出しながら、問いかける。	
②「3つのいろの　たべものれっしゃ」のぬりえをする。	好きな食べ物が入っているか？ 好きな食べ物はどの色だったか？などを問いかけながら、色を塗る。	「3つのいろの　たべものれっしゃ」のぬりえ
③赤の食べ物は、からだにどんな働きをしているかを説明する。 からだをつくるもとになる。	タンパク質…筋肉、血液、つめ、髪、皮膚 　　　　　　体を守る抗体、ホルモン 　　　　　　脳などの神経の伝達物質 カルシウム…骨、歯	赤の食品の役割パネル
④黄の食べ物は、からだにどんな働きをしているかを説明する。 からだを動かすエネルギーになる。	運動をするとき 寝ているとき…体温を保つ、心臓を動かす 考えているとき…脳を働かす 車だと、ガソリンの役割	黄の食品の役割パネル
⑤緑の食べ物は、からだにどんな働きをしているかを説明する。 からだの調子をととのえる。	ビタミンC…病気にかかりにくくする 　　　　　　皮膚や骨を強くする ビタミンA…目、皮膚、のどの粘膜を守る 食物繊維…腸の働きを良くする	緑の食品の役割パネル
⑥『はらぺこあおむし』の絵本を読む。 ⑦『はらぺこあおむし』が食べたものを分類する。	はらぺこあおむしは、3色、バランスよく食べているか、確認してみる。最後は葉っぱの緑の食べ物を食べてお腹が治る。	絵本『はらぺこあおむし』

⑧バランスを考えて、お弁当をつくる。 　お弁当の具材を切り、お弁当箱に入れる。 ⑨具材を一度３色の折り紙の上に置き、バランスが良いか考える。	ハサミ作業に注意する。 はじめは、のり付けせずに、３色の折り紙の上でバランスを確認した後にのり付けして出来上がり。	お弁当箱 お弁当の具材のプリント
⑩給食や、自宅での食事の際も、色を考えてみよう。	その日の給食を例に挙げてみる。 これからの、食生活につなげる。	

コラム「他職種と連携した食育活動『食育』」

　保育園看護師になってから初めて知った言葉です。摂取カロリーや成分量などは栄養士の業務で、看護師は器質的な分野も含めた成長を観察します。園にいる栄養士に看護職として何ができるかを相談するのもいいですね。

　私の園の様子を紹介します。看護師が行っている健康教育のあとは昼食の支度になることが多く、配膳している栄養士に「今日は筋肉の話したんだよね」と子どもと一緒に伝えると、「ちょうどよかった、今日はお魚のサバだから筋肉になるね」などと関わったり、食後に保育士から「なんだか筋肉モリモリだね」なんて言葉をかけられ、子どもも喜んでいます。

　コロナ禍で成長曲線がみごとに急上昇する子も出てきました。そんな時あえて子どもたちへ食材や体づくりの話をテーマにした健康教育を栄養士、保健師からそれぞれ実施します。保育士も同席し、保護者にも実施した内容を伝え、家庭で話題にしてもらいます。

　職員は、いつも子どもと一緒に食事をとるので、子ども一人ひとりの好きな味付け、食べ方、姿勢などを知ることができています。保育士、栄養士、子ども、保護者と、食事についての情報交換ができるといいですね。

1月／食品分類

教材：「3つのいろのたべものれっしゃ」のぬりえ CD

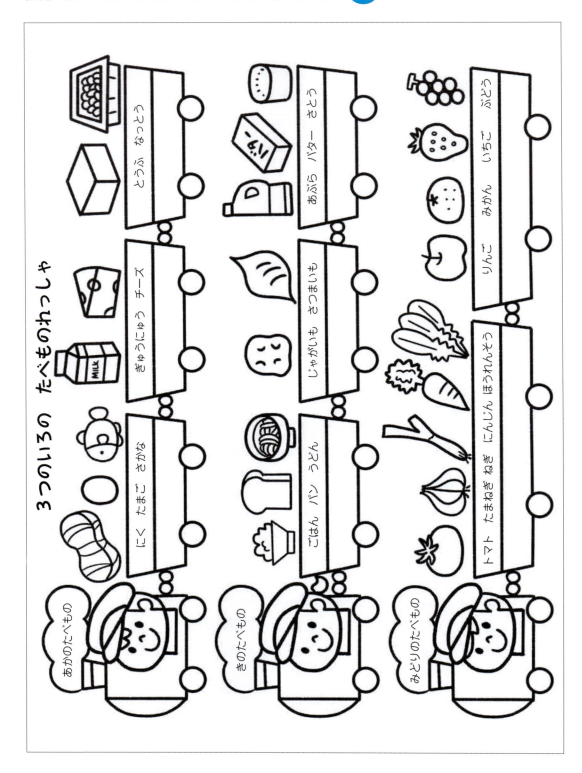

1月／食品分類

赤の食品の役割パネル CD

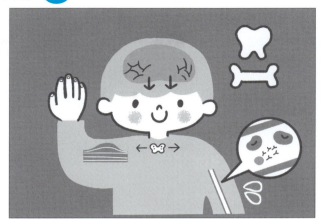

黄の食品の役割パネル CD

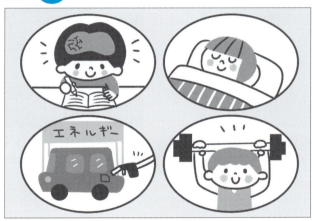

緑の食品の役割パネル CD

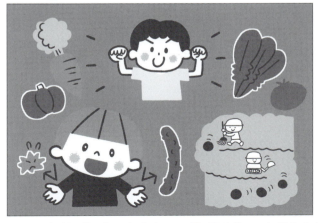

イラスト参考：『いきいき食育12か月 第3集 いただきます』（健学社／2006）

1月／食品分類

お弁当箱 CD

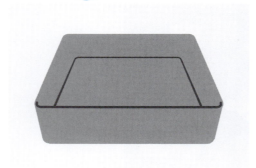

具材 CD

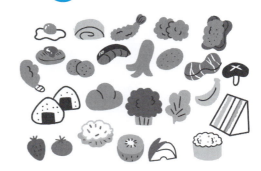

実際の指導：

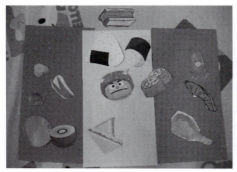

自分の好きな具材を切り、3色の食品分類を行い、バランスの良い具材であることを確認。

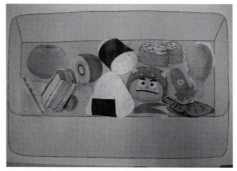

お弁当箱の中に、きれいに詰めて楽しむ。おいしそうなお弁当の出来上がり。

指導のすすめ方やアドバイス：
● 食べることの楽しさを損なわないように、食物の働きを伝える。
● おいしいと感じながら食べることが一番だ、ということを忘れない。
● 子どもたちの好きなものを引き出しながら、進める。
● すべての内容を行う場合は、何日かに分けて指導を進める。

ケガの対応と血液について

対象：3～5歳児
目的：自分の健康に興味をもち病気の予防など必要な活動をすすんで行う。
ねらい：自分の体に流れている血液について知る。
　　　　ケガをした時にどうすればよいかわかる。
必要物品：パネルシアター

指導案：

内容・活動	指導上の留意点	教材など
①「ケガをしたら、どうなる？」と問いかける。 ②「今日は、どうして傷が治るのかをお話しします。」と指導の内容を説明する。	予想される解答としては、「痛い」「血が出る」「皮がむける」「洗うんだよ、ケガしたら…」など。これらを引きだす。 予想される回答としては、「治る」「かさぶたになる」など…これらを引き出す。	パネルシアター
③パネルシアターのシナリオをもとに、傷が治るための血液の働きを演じる。		
④指導後、けがをして処置をする際に、パネルシアターで知った血液の働きの話をしたり、質問したりする。		

教材：パネルシアター用シナリオ

場面	セリフ	使用する絵
①導入 ②人物紹介	ここは、〇〇保育園。この子は花ちゃんです。 あ、花ちゃん、かなえ先生が呼んでるよ。 花「はーい」	笑っている花ちゃん　かなえ先生

2月／ケガの対応と血液について

③かなえ先生と花ちゃん	かなえ先生「花ちゃん、あぶない！」 花「キャー」 花「いったーい、転んじゃった」 かなえ先生「花ちゃん、大丈夫？あ、血が出ちゃったね」	かなえ先生 転んでいる花ちゃん 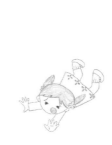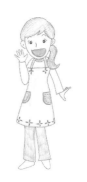
	花「ほんとだ、血が出てる〜。でも、血ってなんで赤いのかな？どんなお仕事してるのかな？」 かなえ先生「血の色が、なんで赤いのかっていうとね…、赤血球があるからなのよ」 花「せっけっきゅう？」	足をかかえている花ちゃん かなえ先生 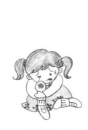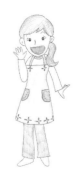
④赤血球の話	赤血球「こんにちは、花ちゃん。ぼくたちは『せっけっきゅう』っていうんだ。ぼくたちは赤い色をしているんだよ。だから血って赤く見えるんだ。そしてぼくたちは「さんそ」を体に送るためにいつでも体中を駆け巡っているんだ。」 花「へぇ〜。せっけっきゅうさんがいるから血は赤いのね。そして体の中に酸素を運んでくれるのね」	赤血球の絵 足をかかえている花ちゃん

2月／ケガの対応と血液について

⑤白血球の話	かなえ先生「さあ、ばい菌が入ったら大変よ。傷はきれいに洗い流しましょう」 花「痛い！しみるよ」 かなえ先生「そうね、痛いわね。でもがんばってきれいにしましょうね」 花「でも、ばい菌ってとっても小さいんでしょ？もうからだの中に入ってるかも…。どうしましょう」	足を洗う絵 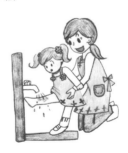
	白血球「心配ご無用！ぼくたち、『はっけっきゅう』にまかせろ！ぼくたち白血球はからだの中に入ってきたばい菌と戦っているのさ！	飛んでる白血球 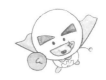
	来たな！ばい菌、シロシロキーック！シロシロパーンチ。 からだの中入ったばい菌はぼくたちがやっつけるよ。花ちゃん、これ以上たくさんのばい菌が入らないように、傷口は水道水できれいに洗おうね！」	戦う白血球 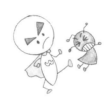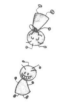
	花「はーい、痛いけどきれいに洗います」	足を洗う絵 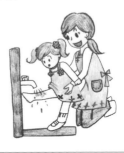

2月／ケガの対応と血液について

⑥血小板の話	かなえ先生「花ちゃん、まだ血が出ているから、きれいなガーゼでおさえましょうね」	かなえ先生 足をかかえている花ちゃん 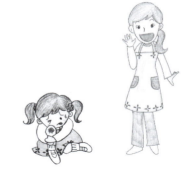
	花「えー、このまま血が止まらなかったらどうしよう」 血小板「私たちの出番ね。私たち『けっしょうばん』っていうのよ」 花「え？けっしょうばん？あなたたちも血の仲間なの？」 血小板「そうよ、血が出ている所に集まって、血を止めるのが私たちのお仕事なのよ。花ちゃん、もう大丈夫よ」 かなえ先生「花ちゃん、血が止まったわね」 花「よかった、血小板さんありがとう」 かなえ先生「絆創膏をはって、はい、もう大丈夫」 花「先生、ありがとう」	血小板の絵 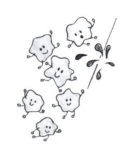 かなえ先生 笑っている花ちゃん 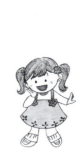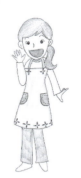

指導のすすめ方やアドバイス：

- 今回、パネルシアターに合わせてシナリオを掲載したが、年齢理解度などを考慮して、話の内容を工夫するとよい。
- 今回は医師がシナリオに入ってないが、医師がもっと詳しく血液を説明してもよい。

参考：『保育園の保健のしごと』就学にむけて①けがの対応 P180

2月／冬の事故

冬の事故　保護者に向けて

対象：0～5歳児の保護者
目的：重大事故につながらないように、生活環境を整えることができる。
ねらい：冬に起こりやすい事故を保護者に認識してもらい、家庭での事故を予防する。
必要物品：パワーポイントなどで作成したスライドなど。

指導案：

内容・活動	指導上の留意点	教材など
①保護者会	保護者にわかりやすいように映像で見せる。 事例など紹介しながら、身近なこととして感じることができるよう工夫して伝える。	スライド 応急救護冊子 （※） 講習会資料など
②家庭内での事故について説明する。 1．やけど ・ストーブ・ファンヒーター等… 　温風の吹き出し口に指を入れてのやけど。 ・魔法瓶・ポット 　コードをひっかけて倒し、やけど。 ・熱い食べ物・飲み物 　炊き立てのごはん・ラーメン・うどん 　みそ汁・コーヒーなど。 ・調理器具 　ケトル・熱いフライパン・鍋もの・ホットプレート 　炊飯ジャーの蓋についている穴から出る湯気でのやけど ・アイロン・ヘアアイロン 　使用中または使用後まだ熱いうちにさわってしまう 2．溺水 ・風呂場など 3．誤嚥 ・飲み込みにくいもの 　（お餅・白玉・こんにゃく・パン等） ・気管・気管支に入りやすいもの 　（ピーナッツ・節分の豆・アーモンド等） ・球状の食品（プチトマト・ブドウ等） ・噛み切りにくいもの（いか・貝類等）	家庭内で多い事故をデータを交えて視覚的に伝える。 旅行中や帰省先等では、親族と一緒であっても、子どもにとって自宅とは環境が違うので特に注意が必要であることを伝える。	

2月／冬の事故

4．誤飲 　・年上の子のおもちゃなどの小さなもの 　　（車のタイヤ・ブロック等） 　・ボタン電池 5．雪道、凍結した場所での転倒	・旅行中	

指導のすすめ方やアドバイス：

● 身近にあった事例や、身近な人の経験談等、情報を保護者から提供してもらってもよい。
　その情報を、次年度の保護者会で使用できる。
● まだまだ大人の助けが必要な年齢であることを、保護者に繰り返し伝える。
● 乳幼児期の子どもは、月齢により事故の種類が様々なため、各クラスの年齢・月齢にあった指導を行う。

参考：『保育園の保健のしごと』冬の事故 P178〜179

実際の指導：

子どもを事故から守る！事故防止ハンドブック（令和5年1月）
　　https://www.cfa.go.jp/policies/child-safety-actions/handbook/

Vol.540 もうすぐ節分。硬い豆やナッツ類は5歳以下の子どもには食べさせないで！
消費者庁
　　https://www.caa.go.jp/policies/policy/consumer_safety/child/project_001/mail/20210128/

2月／小学校の生活リズム

小学校の生活リズム

対象：5歳児
目的：小学校以降の生活の基盤を育成する。
ねらい：小学校での1日の生活の流れを知り、就学までに規則正しい生活をしようとする。
　　　　保健室の存在や、けがしてしまった時に自分でできる処置を知る。
必要物品：生活リズムのイラスト、スケッチブックなど

指導案：

内容・活動	指導上の留意点	教材など
①これから小学校の生活について話すことを伝える。 ②生活リズム ・時計の絵と、どんな生活行動をするのかわかりやすく書いて、それを見せながら説明する。 ・全体の流れを通して、早寝早起き朝ごはんの大切さを知り、今から生活リズムを整えるように促す。	事前に… 小学校の先生数名に、小学校の生活時間を聞き、卒園生が実際に通う小学校に沿った生活の流れを説明できるように教材を作る。	イラストまたはスケッチブック「生活リズム」
③保健室について ・学校には「ほけんしつ」があり、保健の先生がいる。具合が悪い時やけがをしたときは保健室に行くことを伝える。	②今の保育園の「保健コーナー」等と「保健室」は同じこと、○○先生と保健の先生は同じだよ、と今の状況に置き換えてわかりやすく伝える。	
④けがの対応 　けがをした時に自分でできることや、保健室の利用の仕方などを伝える。	保育園で行っていることに例えて、わかりやすく説明する。	イラストまたはスケッチブック「けがの対応」

参考：『保育園の保健のしごと』就学にむけて②小学1年生の生活リズム P181

2月／小学校の生活リズム

教材：小学校の生活リズムのイラスト CD

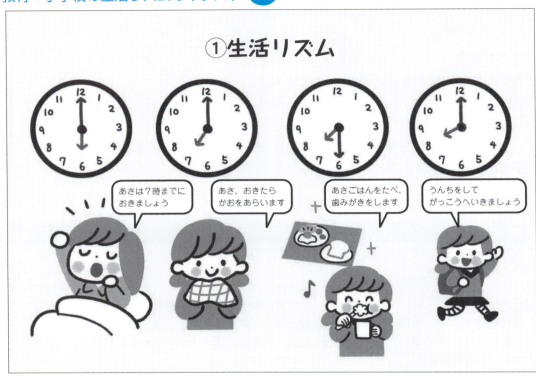

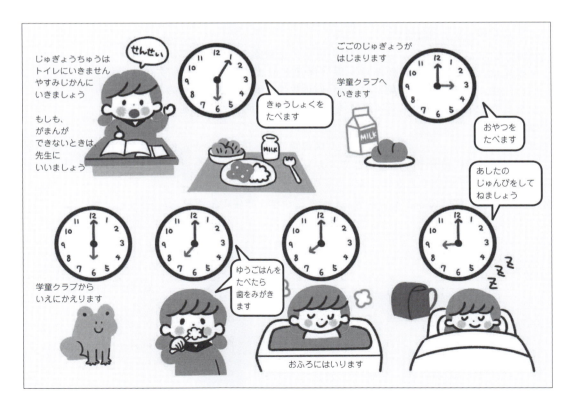

けがの対応

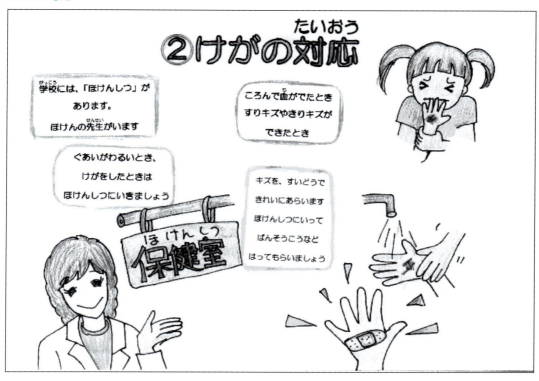

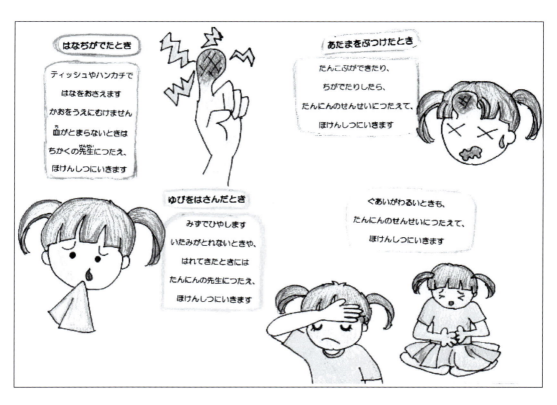

3月／耳①

耳①「もしもし、聞こえるかな？」

対象：2～3歳児
目的：自分のからだに興味を持つ。
ねらい：糸電話を通して、声の伝わり方と耳の役割を知る。
必要物品：耳の場所が分かりにくい昆虫や魚、小動物のパネル、
　　　　　糸電話、「耳のおやくそく」パネル

指導案：

内容・活動	指導上の留意点	教材など
①耳の話をすることを伝える。 ②動物の耳の場所が分かる。 ・「これはなんていう生き物かな？」 ・「どこに耳があるでしょうか？」 ③耳は何をするものかを質問する。	耳の場所が分かりにくい昆虫や魚、小動物のパネルを使って、クイズ形式で答えを導く。 例：カメ、バッタ、イルカ、ミミズクなど 子どもたちから出た答えは、できるだけ否定しないで、つないでいく。答えが出にくいときは、ヒントを出して答えを導く。	昆虫や小動物のパネル
④糸電話を通して声が聞こえるのが分かる。 糸電話や音叉・楽器などを使ってみる。	子どもを椅子に座らせて動かないようにする。大人は、糸電話の糸がピンと張るように子どもから離れる。出来たら、子どもの視界から見えなくなる方が良い。 子どもに渡した糸電話を腹部に当てて、声が聞こえるかを確認する（聞こえない）。 耳に当てると声が聞こえることを確認する。	糸電話
⑤自分や友だちの耳にやってはいけないことの大切さを伝える。 ・お友だちの耳を叩かない ・お友だちの耳の近くで大きい声を出さない ・耳にものを入れない ・耳を大切にする	耳にやってはいけないことを子ども達から導きながら覚えてもらう。	「耳のおやくそく」パネル（年齢に応じて選択すると良い。）

3月／耳①

教材：「耳のおやくそく」パネル CD

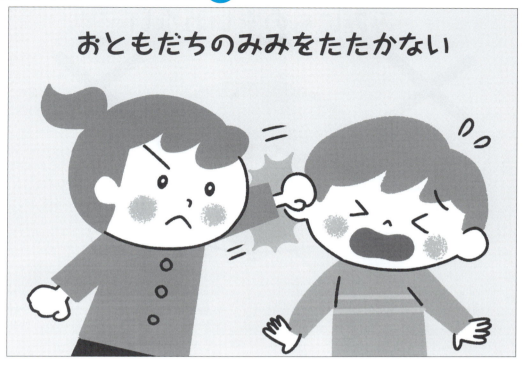

おともだちのみみをたたかない

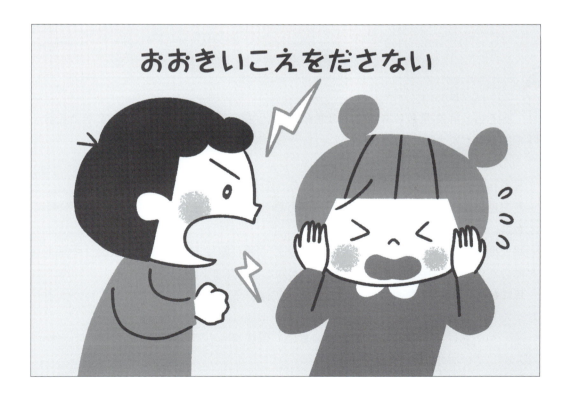

おおきいこえをださない

3月／耳①

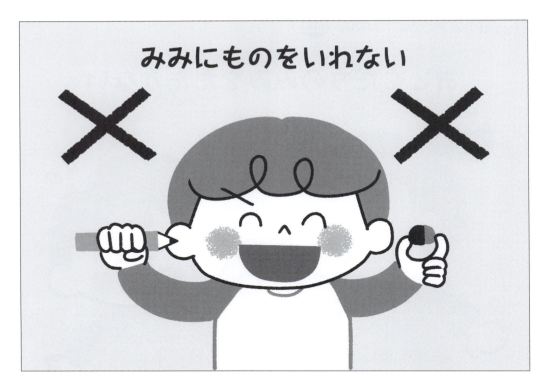

参考：『保育園の保健のしごと』耳の話 P202

 コラム「耳」

　ある日、4歳児をお持ちのお母さんが、「うちの子、耳は聞こえてますか？名前を呼んでもなかなか気が付かなくて」とおっしゃいました。
　こんな話が、ときどきあるのです。
　耳鼻科を受診すると、滲出性の中耳炎だったそうです。
　乳児期にはかぜをひいたり、中耳炎にかかったりと耳鼻科にお世話になっていることも多いでしょう。
　幼児期になると耳鼻科を受診する機会がめっきり減ります。特に、滲出性中耳炎など痛みを伴わない疾患は見過ごされることがあるのです。
　耳の疾患・聞こえなどで問題がある場合には、子どもが耳を触ったり、声が大きくなったりすることがあります。
　子どもたちに耳の話をする時期を目安に、保護者へも耳の情報提供ができるといいなと感じています。

耳②「どこまで聞こえる？」

対象：4～5歳児
目的：自分の身体を大切にする　耳の役割が分かる。
ねらい：耳の働きがわかる　耳の大切さを知る。
必要物品：昆虫や魚、小動物のパネル、耳の構造のパネル、糸電話、声の大きさのパネル、約束事のパネル、絵本『みみかきめいじん』（かがくいひろし・作／講談社）など

指導案：

内容・活動	指導上の留意点	教材など
①耳の話をすることを伝える。 ②動物の耳の場所がわかる。 ・「これはなんていう生き物かな？」 ・「どこに耳があるでしょうか？」 ③耳に関する絵本を読む。 ④耳は何をするものかを質問する。	耳の場所がわかりにくい昆虫や魚、小動物のパネルを使って、クイズ形式で答えを導く。 例：カメ、バッタ、イルカ、ミミズクなど 絵本を読み聞かせる。 子どもたちから出た答えは、できるだけ否定しないで、つないでいく。答えが出にくいときは、ヒントを出して答えを導く。	昆虫や小動物のパネル 絵本
⑤耳の構造を、パネルを使って説明する。 ⑥糸電話を通して声が聞こえるのがわかる。	簡単にわかりやすく、説明をする。 糸電話や音叉・楽器などを使ってみる。 ・子どもを椅子に座らせて動かないようにする。 ・大人は、糸電話の糸がピンと張るように子どもから離れる。出来たら、子どもの視界から見えなくなる方が良い。 ・子どもに渡した糸電話を腹部に当てて、声が聞こえるかを確認する（聞こえない）。 ・耳に当てると声が聞こえることを確認する。	耳の仕組みパネル 糸電話
⑦動物のパネルを使って、場面により声の大きさが違うことがわかる。	場面によって、声の大きさの違いがわかる。	声の大きさのパネル

3月／耳②

⑧自分や友だちの耳にやってはいけないことの大切さを覚える。 ・お友だちの耳を叩かない ・お友だちの耳の近くで大きい声を出さない ・耳にものを入れない ・耳を大切にする	耳にやってはいけないことを子どもたちから答えを導きながら覚えてもらう。	「耳のおやくそく」のパネル（p181、182）（年齢に応じて選択するとよい）。

教材：耳の仕組みパネル CD

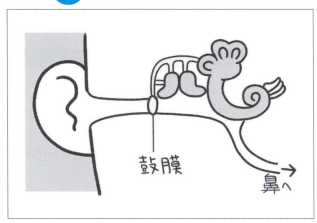

声の大きさパネル CD

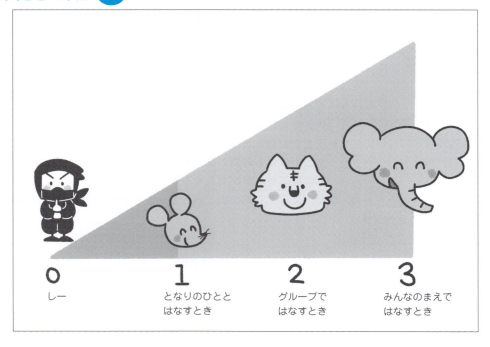

3月／からだの部位のなまえ

からだの部位のなまえ

対象： 5歳児
目的： からだの部位の名前を知り、自分の健康に関心を持つ。
ねらい： からだのことを話すときに、他人に明確に伝えられる。
　　　　　からだの部位には、なまえがついていることを知る。
必要物品：からだの部位のなまえパネル、付箋など

指導案：

内容・活動	指導上の留意点	教材など
①人や物になまえがあるように、体の部位にもすべてなまえがあることを説明する。		
②からだの部位のなまえパネルで、部位のなまえを付箋などで隠しておき、子どもたちに発言させる。	当たった子どもには、みんなで拍手したりすると、意欲につながりやすい。	からだの部位のなまえパネル付箋など
③覚えにくいなまえや、聞きなれないなまえに関しては繰り返し行う。	ケガをした際にも、部位のなまえを言うことで、相手に理解してもらいやすいことも教える。	
④後日、訪室した際にクイズ形式でからだの部位を訪ねてみる。		

参考：『保育園の保健のしごと』からだの部位のなまえやはたらき P203

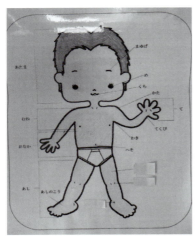 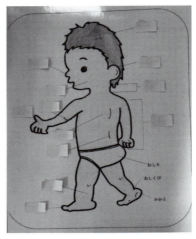

イラストに付箋を貼り、子どもたちが当たったらはがす。

3月／からだの部位のなまえ

教材：からだの部位のなまえパネル CD

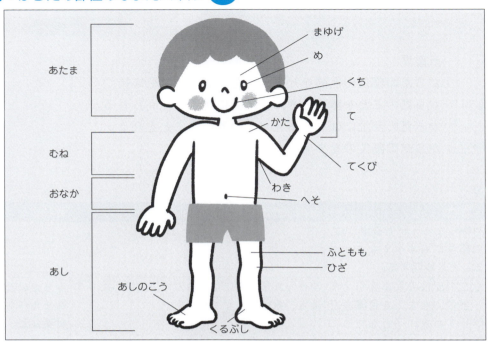

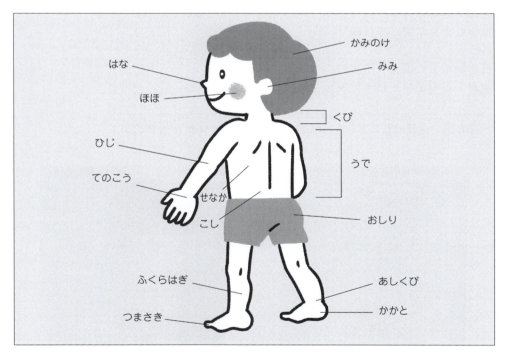

指導のすすめ方やアドバイス：
● 知っているなまえを聞く際に、まんべんなく答えられるように挙手制→指名制に途中から変更するなどの配慮をするとよい。

3月／脳のはたらき

脳のはたらき 「脳はたくさんお仕事してる！」

対象：4～5歳児
目的：脳の働きを知り、自ら健康で安全な生活をつくり出す力を養う。
ねらい：感情のコントロールや、我慢できることも、脳のはたらきによるものと理解する。
　　　　自分の頭、友人の頭をケガさせることなく、大切にできる。
必要物品：粘土、脳の手作り模型、指導パネル　など

指導案：

内容・活動	指導上の留意点	教材など
①「頭の中には何が入っているか知っていますか？」 これから脳の話をすることを伝える。	子どもたちから、「のう」という言葉を引き出せるように、問いかける。	
②赤ちゃんの脳と、自分たちの脳の違いを説明する。 新生児の脳の重量は350～400ｇ。1歳くらいで約2倍の800ｇ。 5～6歳で成人（1200～1400ｇ）の約90％（1000～1260ｇ）になる。	紙粘土にビー玉を入れて作った手作り脳模型などを用いると、重さもわかり、大きさもイメージがしやすい。	脳の手作り模型
③脳の役割を話す。 我慢できるようになるのは、脳が発達して、お兄さんお姉さんになったからだということを話す。	パネルなどを使い、視覚的に訴えるとわかりやすい。	我慢できる脳のはたらきがわかる指導パネルなど
④その他、脳はからだを動かす司令塔の役割や、感情をコントロールする役割もあることを話す。 実物のリンゴなどを見せ、これは何か？また、どう思うか？を子どもたちに問いかける。 "手を上げてゲーム"をする。「右手上げて」「左手上げて」「右手下げないで左手下げる」と進める。最後までできた子どもに、「おめでとう！」と皆で拍手をする。拍手をされた子どもに、感想を聞く。	「おいしそう」「赤い」「リンゴ」「小さい」「食べもの」「くだもの」などの言葉を引き出す。 感想を聞く際には、「うれしい」などの言葉を引き出す。	

3月／脳のはたらき

⑤これら、リンゴを見て色々知っていたことや手を指示通りに動かせること、感情を持てるのは、脳が働き、成長しているからだと伝える。		
⑥早寝早起きして、生活習慣を整えると、さらに脳が成長していくことを伝える。		
⑦脳は、やわらかいので頭の骨で守られている。ケガをして頭を打つと、脳は中で揺れて傷つくこともある。自分の頭やお友だちの頭は、叩いてはいけない。頭は守りましょう。自転車に乗る時には、ヘルメットをかぶり、頭を守りましょう、などを伝える。	実際に、やわらかいものを落として壊れる様子を見せるとわかりやすい。	やわらかい紙粘土を落とすと、粘土の形がかわる（p88など）。
⑧後日、我慢している様子を見たときには、「脳が成長したんだね。すごいね」と大いに褒めたり、給食を見て「おいしそう」と言っているなどの場面を見たときに、「脳が成長したんだねー」「良く感じられたね」と声をかける。	日常の中で、脳がはたらいていることを意識できるように、声をかけていく。	

教材：脳の手作り模型

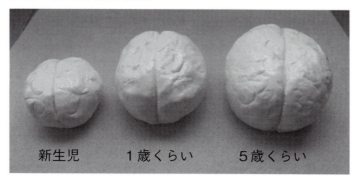

新生児　　1歳くらい　　5歳くらい

①紙粘土の中にビー玉を入れて重さを調整し、楕円形を作る。
②右脳左脳の境のしわを棒などでつける。
③棒やひもなどで脳のしわを表現するように押し付ける。
④乾かす。
⑤着色したり、無色ニスを塗ったりする。

指導のすすめ方やアドバイス：

●脳の働きはたくさんあるので、すべて話すよりその時に伝えたい働きを抜粋して伝えたほうが子どもたちに伝わりやすい。
●脳のやわらかさの見本には、豆腐がわかりやすいが、食育上の問題もあるので、保育園で方針を決めることが望ましい。

参考：『保育園の保健のしごと』からだの部位のなまえやはたらき 脳について・五感クイズあたま P204〜208

3月／プライベート・ゾーン

プライベート・ゾーン

対象：4・5歳児（主に5歳児）
目的：自分や他者のからだに興味を持ち、男女のちがいや大切な場所があることを理解する。
　　　からだのしくみや役割りを知り、自分のからだを大切にする。
ねらい：自分のからだを自分で守る事ができる。
　　　　プライベートゾーンの大切さを理解できる。
必要物品：絵本『おちんちんのえほん』（やまもとなおひで・著／さとうまきこ・イラスト／ポプラ社）、人体模型図など

指導案：

内容・活動	指導上の留意点	教材など
①男子か女子か何をしているのかをそれぞれ想像してみる。 ・どうしてそう思ったのか個々に自由に発言してもらう。 ②場面と配置は同じだが、それぞれのページを見せる。 「おとこ！」「おんな！」「おとこみたいだけどわからない」「おんなっぽい」…	決して否定しない。 傷つくような言葉や口調で友達を否定する子どもがいた場合、落ち着いて諭す。 男女の違いをどう捉えているか理解する。 すべての答えに相槌をうつ。	人体模型図 絵本『おちんちんのえほん』
③男子と女子のからだの構造上の違いを生殖器の図や絵を見せて説明する。	解剖生理を説明する。あえて「男の子の身体・女の子の身体」と表現し体の仕組みとして伝える。 ・精子・卵子を「いのちのたね」と表現する。	
④大事なところは「プライベート・ゾーン」といって、「くち、おしり、おまた、おちんちん」は自分で清潔にしていくところ。人に見せたり触ったりするところではない、と伝える。 ⑤自分のからだは自分で大切にできる年齢だということを伝える。例）防犯対策、自分が「いやだな」と思ったら、家族でも触らせないなど。	「おしり、おまた、おちんちんは、面白がって笑って遊ぶものや言葉ではない」と、はっきり伝える。 例）「○○組（2歳児）とは違い、おしりやおちんちん、おっぱいは、大切なところであることを知ったから、もう、笑ったり触ったりすることはしないね」など。 絵本では、「水着で隠すところ」となっているが、ラッシュガードなどを使用することが多いため、具体的に伝える。	

3月／プライベート・ゾーン

指導の進め方やアドバイス

- 子どもの様子や発言から、家庭環境も含めた総合的な判断、もしくは他機関との連携が必要な場合もある。迷った場合は管理者や保育士にも伝える。（性的虐待などの発見）
- 「プライベート・ゾーン」の健康教育前に茶化していた児には「今日は大事なことがわかったね」と個別に声をかけることも大切。
- おおむね4歳児は、自分のからだに興味を持ち、他人にも目が行き興味を持ち始める時期である。男女を教えるだけの指導にならないよう注意する。宗教、ジェンダー、家族構成等、様々な環境のもとで育っている事を考え、子どもたちの人への思いを把握しながら、自分のからだを大切にしようとする心を育てる。
- 保育生活の多くの場面で、このテーマは活用できる。例えば「外から見えないように着替える」「着替える時の衣類の順番を工夫する」「相手の了解なくからだを触らない」など生活の中での指導すべき場面はたくさんある。
- プライベートゾーンの健康教育が理解しやすいように、2～3歳の頃より、口、おしり、うんち、おっぱいなどのテーマを扱っておく事が望ましい。
- 病院や健診の時には、先生や看護師、保育園の先生はプライベートゾーンを見ることもある。その場合は、あなたに許可をとるから安心してと伝える。
- 子どもだけでなく大人も、了承を得る姿勢が日頃から必要。

  ＊子どもが急に後ろから抱きついてきたり、叩いてきたときには、「今、先生はとても驚いた。痛かったよ、何か伝えたかったの？」「遊びたかったよね。そういうときは遊ぼうよって言うようにしようね」などと落ち着いて諭すことを繰り返す。
- 保護者会、職員会議等で読み聞かせをすることもある。

参考：『保育園の保健のしごと』幼児への性教育 P209～211

コラム「『性教育』＝『人権教育』」

プライベートゾーンの健康教育を始めた当初は、子どもたちが性暴力の被害者にならないように「見せない。触らせない」という「防犯」が強めでした。家で父親が女児のおしりを触ると「ダメだよ」と言ったとか、職員が股を広げて座っていると「見せちゃいけないんだよ」と言われたなどの報告もありました。

その後、「だいじだいじどーこだ」の絵本を教材にして「体はどこも大事」を前提に「同意の大切さ」を伝えています。相手を尊重することにつながり、「性教育」＝「どう扱っていいかわからない事」から「同意」「尊重」「多様性」「バウンダリー（境界線）」など「人権的な視点」に切り替える事で、未就学児の段階から伝えられることの幅が大きく広がっていきます。

3月／いのちのはなし

いのちのはなし

対象：5歳児

目的：自分が、周囲の人たちとの温かい触れ合いの中で育てられてきた事を知り、自己の存在感や充実感を味わう。

ねらい：1人ひとりに必ずある「おへそ」からお腹の中にいた事を知る。
　　　　受精から出産までの流れを知る事で「いのち」の尊さを知る。
　　　　愛されて育っていることを知る。
　　　　6年間の自分の成長を振り返り、親への感謝の気持ちが芽生える。

必要物品：絵本『いのちってスゴイ！　赤ちゃんの誕生』（p39）、子宮・受精卵の大きさの色画用紙、米粒、50cmのひも、個人の成長ひも（出生時身長から5歳児の3月までの間に伸びた身長分の長さ）、個人の成長ひもにつけるタグ、イラスト（親、きょうだい、友達、先生…）、事前調査用紙

内容・活動	指導上の留意点	教材など
【事前準備】 ①園長に「いのちの話」を行う事、趣旨を説明し了解を得て、保育士にも伝える。	「いのち」をテーマにどのような展開で話をするかによるが、「性」の話に触れる場合は、職員の保育観に違いがある場合がある。職員にも内容を理解してもらい保育園として一貫性を持って行いたい。	健康教育についての事前調査用紙
②保護者に「いのちの話」をする事を伝え、事前調査用紙などを使用して保護者の保育観、要望、意見を把握する。	上記職員同様、保護者の保育観を尊重しながら、子どもへ伝える内容を吟味する。事前調査用紙の他に、園だよりや保護者会などで知らせる方法もある。	
【実際の健康教育】 ③「いのち」の話をすることを伝える。 「みんなにもあって、先生達にも、おうちの人にもあって、お腹の真ん中にあるものは何？」「おへそは何かとつながっていた跡ですが何？」 「おへそはお母さんとつながっていた跡です」「赤ちゃんはみんな、お母さんのお腹の中にいて、おへそでお母さんとつながっていました」	クイズ形式でひきつける。 子どもたちから出た答えは、できるだけ否定しないで、つないでいく。答えが出にくいときは、ヒントを出して答えを導く。	

3月／いのちのはなし

④子宮・受精卵の大きさの色画用紙を見せる。 「これは何かな？」 ⑤紙の真ん中の穴を見せる。 「みんながお母さんのお腹の中にいた時のお部屋は「いのちの部屋」でこれくらいの大きさです。そして、みんなはこんな小さな卵でした」 「こんな小さな卵がどうやって、今のみんなみたいに大きくなったのか、見てみましょう。」 ⑥絵本を読む ※伝える事の要点はp196②参照	今までの話の流れから子どもたちからの答えを引き出していく。 子どもの人数によっては、1人1枚準備をしたり、複数枚準備をして何人かで見る形にするのもよい。 「画用紙に穴を開ける」形の他に、「紙コップに穴を開ける」など教材の工夫をするのもよい。 絵本を読みながら対話形式ですすめる。 子どもたちから出た答えは、できるだけ否定しないで、つないでいく。答えが出にくいときは、ヒントを出して答えを導く。	子宮・受精卵の大きさの色画用紙 絵本 米粒（6週目すぎる頃の胎児の大きさとして見せる）
⑦赤ちゃんが、今の自分の様に成長するまでに必要な事を考えてみる。 「みんなが小さな卵からお腹の中で大きくなって、赤ちゃんになって生まれてくるまではわかったね」 「赤ちゃんから今のみんなの様に大きくなるまでは1人で大きくなったかな？お世話になった人を挙げてみよう」	子どもが挙げる人が出てきたらイラストを見せていく。その子がいつも面倒をみてもらっている人が言えるようにヒントを出していく。 ・お母さん、お父さん、おじいちゃん、おばあちゃん、きょうだい、先生、ペット…。一番大切な友達。	見守ってきた人のイラスト
⑧自分の成長を視覚で感じてみる。 50cmのひも（赤ちゃんの平均的な出生時身長）を見せて何の長さなのか答えてもらう。 次に個人の成長ひも（年長3月の身長から出生時身長を引いた長さ。出生時の身長は入園時のデータから）を見せて何の長さなのか答えてもらう。 「こんなに身長が伸びました」	赤ちゃんのどこかの長さであるなどヒントを出して子どもから答えを引き出す。 子どもの驚きやうれしさを一緒に共感する。 低身長の子どもがいる場合は、個々に成長の幅がある事を伝え、個々の成長に焦点を当てるよう配慮する。	50cmのひも 個人の成長ひも

⑨宿題という形で保護者へ伝達する力をはぐくむ。 宿題がある事を伝える。 1つ目；このひもの説明をおうちの人にする事 2つ目；おうちの人に抱っこしてもらって、どれくらい重くなったかを確かめてもらう事	小学生になったら宿題もあるという事をからめても良い。 身長はひもの長さで感じる事ができたので、体重は抱っこして確かめてもらう意図を伝える。 「明日教えてね」などとつなぎ、翌日聞くとよい。

教材：子宮・受精卵の大きさの色画用紙

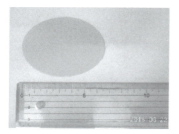

見守ってきた人のイラスト CD

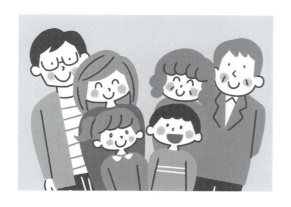

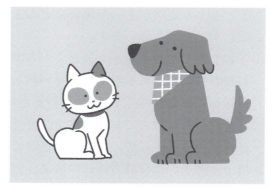

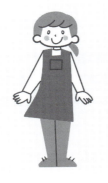

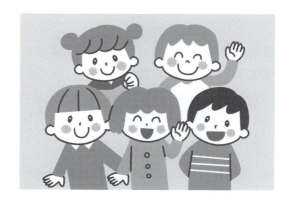

3月／いのちのはなし

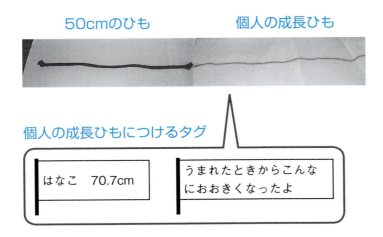

① 保護者への事前調査用紙の内容

　○月○日から、5児に健康指導「いのちの話」をさせていただく予定です。
　1人ひとりに必ずある「おへそ」を通じお腹の中にいた事から話を進め、『いのちってスゴイ！赤ちゃんの誕生』の本を使用し受精から出産までの流れを話します。「いのち」の尊さを知り、生まれてからお世話になった周囲の人たちの事を考え、自分の成長を感じる事ができる時間となればと考えております。
　子どもより質問があった場合にどのように答えて欲しいか、ご家庭の考え方を教えていただければと思います。
①「おなかの中の赤ちゃんはどこから出てくるのか？」という質問には「お母さんのお腹の中には赤ちゃんがいる「いのちの部屋」があって、そこから「いのちの道」を通って生まれてくるよ。」と答えたいと思っていますがいかがでしょうか？
②「また、それはどこにあるのか？」との質問には、「お母さんの足の間にあるよ」と答えたいと思っていますがいかがでしょうか？
③精子と卵子の結合の方法について、どこまで子どもたちに説明するとよいと思われますか？
④その他、ご意見・ご要望がございましたら、ご記入ください。

●特別に配慮をしてほしい事や保護者の意見を聞く。
●ICT化に伴い、質問フォーム（Googleフォームなど）をQRコードにして伝えて入力してもらったり、園使用のアプリWEB連絡帳機能でアンケートを取ったりしている保育園もある。集計作業も効率化し、職員にもアンケート結果を共有しやすくなっている。

3月／いのちのはなし

資料：保護者への事前調査用紙 CD

健康教育について

　　　　　　　　　　　　　　　　　　　　　　　　　年　月　日
　　　　　　　　　　　　　　　　　　　　　　　　○○○○○保育園

　　　　　　　　　　さん
保護者殿

　●月●日から、5歳児に健康教育をさせていただきます。
次回は、誕生日の意味や、お腹の中に「胎児」として命を宿してから、赤ちゃんが育つ様子を、胎内写真の本や絵本で学ぶ予定です。
　お母さんのお腹の中で、大切に育ててもらったこと、また初めは点ほどしかなかったからだが大きくなったこと、誕生を周りの皆さんが喜んでいること、愛されていることを、知ってもらうことを目的に行っています。
　子どもより、質問があった場合に、どのように答えて欲しいか、ご家庭の考え方を教えてください。

① 「おなかの中の赤ちゃんはどこから出てくのか？」という質問には、「お母さんには、赤ちゃんの専用の道があって、そこから出てきて生まれるのよ」と答えたいと思っていますが、いかがでしょうか？

〔　　　　　　　　　　　　　　　　　　　　　　　　　　　　　　　　〕

② 「また、それはどこにあるのか？」との質問になったときは、「ママの足の間にあるよ」と答えたいと思っておりますがいかがでしょうか？

〔　　　　　　　　　　　　　　　　　　　　　　　　　　　　　　　　〕

③ 精子と卵子の結合の方法について、どこまで子どもたちに説明をすると良いと思われますか？

〔　　　　　　　　　　　　　　　　　　　　　　　　　　　　　　　　〕

④ 　その他、ご意見・ご要望がありましたら、ご記入下さい。

〔　　　　　　　　　　　　　　　　　　　　　　　　　　　　　　　　〕

　　　　　　　　　　　　　　　年　月　日（　）までに、担任にお渡し下さい。

3月／いのちのはなし

② 絵本を読みながら伝えている要点

- おへそは何のためにあるか知っている？
- 女性にしかない「いのちの部屋」に赤ちゃんの卵が生まれる。
- 1週間頃；見えないくらいの大きさ。
- 1ヵ月頃；米粒くらいの大きさ。胎児、動き始める心臓。
- 2ヵ月頃；動き始める手足、双子は？
- いのちの部屋のしくみ（胎盤、へその緒、羊水）。
- 4ヵ月頃；まつげが生える、音に驚く、男女がわかる。
- 5ヵ月頃；髪が生える、お母さんの食べたものの味やにおいがわかる。
- 指しゃぶりは外に出る準備。
- 7〜8ヵ月頃；大きくなっていのちの部屋から出たくなる。
- 誕生日；赤ちゃんは生まれる日を自分できめる。
- いのちの道；女の子にしかない大切な道。
- いのちの道を支える骨盤；骨も赤ちゃんが出てくるように動く。
- 自分の力で生まれる赤ちゃん。
- 胎盤とへその緒。
- 今、あなたが生きているという事は赤ちゃんの時に大切にされたから。
- 女の子にだけある「いのちの部屋」。いのちの部屋の出口は他の人には見せてはいけません。
- 男の子は、女の子のお腹「いのちの部屋」をたたいたり蹴ったりしてはいけません。

指導のすすめ方やアドバイス：

- 指導を行う子どもの家族構成を把握しておく必要がある。（一人親や養育者が祖父母など配慮する事を把握する）
- 帝王切開術での出産も一定数いるので必ず話をする。どんな出産方法でも母や周囲の人（家族や医療従事者など）が一生懸命生まれる事をサポートした事を伝える。
- 子どもの集中力は30分が限度。絵本の読み聞かせだけでも良い。
- 使用する内容や絵本を指導前に保護者と共有しておく（事前調査用紙を利用したり貸し出しをしたり）と自宅で読んでくれていたり、保護者と子どもで生まれた時の事を話していたりして、実際の指導の際に子どもがイメージが膨らみやすい。
- 「いのち」をテーマにした健康教育は、「何を伝えたいか」「どう伝えたいか」によって何通りもやり方がある。1年間通して1か月毎に胎児の大きさを知ってもらったり、からだのパーツを1つずつ学んでいって最後に「いのち」につなげる、など他の施設の情報を収集して、自分のスタイルを見つけていくとよい。
- 「いのち」や「成長」は目に見えづらいので、教材の工夫が大切。

3月／いのちのはなし

- 実際の重さの手作り赤ちゃん人形を準備し、抱っこをしている園もある。
- 園児向けに、助産師の資格のある保護者や近隣小学校などで性教育の活動をしている方に、講師を依頼している保育園もある。
- 職員、保護者対象に、職員が同じ意識で「性教育」に取り組めるように講師を呼び講演会をしている園もある。

参考：『保育園の保健のしごと』幼児への性教育 P209〜211
参考：『国際セクシュアリティ教育ガイダンス』ユネスコ 2018年
　　　『生命（いのち）の安全教育』文部科学省 2021年

コラム「保護者と一緒に〜事前アンケートのススメ」

　事前アンケートは、指導を開始して4年目から開始しました。性に関わる事を、子どもにどう伝えて良いかわからない保護者がいるのではないか？保護者と一緒の意識で進めたいという思いからでした。

　初回のアンケート回答率は約80％。「いのちの部屋」「いのちの道」や「赤ちゃんはお母さんのおまたから出てくる」の表現にはほぼ肯定的でした。その一方で「精子と卵子の結合の方法について」の質問には「教えるにはまだ時期が早い、理解できないのでは」が多く、「オブラートに包んで欲しい」「受精卵以降で良い」と慎重な意見がありました。「自分が教えて欲しい」「考えるきっかけになった」など、アンケートを通じて保護者の意識を把握する良い機会となりました。翌年は事前アンケートに「いのちの部屋、いのちの道」と表現することを説明し、関連絵本の閲覧希望を募る形としました。回答率50％。本の閲覧希望は40％、指導日に登園させたい希望もありました。不安を示す意見はなく、配慮の希望があったのは帝王切開術の説明についてのみでした。

　プライベートゾーンの健康教育前にも事前アンケートをとっています。「5歳児で理解できるのか」「見せてと言われて、いいよと言ってしまう時はどうするのか」「異性に近づけなくなるのでは」などの不安の声がありました。そこで、保護者に指導をする意図を伝えたり、家庭と一緒に子どもに教えましょうと伝えたりしたところ、安心してもらえました。保護者から「大切な場所をどう伝えれば良いかわからなかったので、園と同じ方法で教えます」という声もありました。

　アンケートを通して保護者の意識を確認しつつ、一緒に考えながら指導をすすめる意義を感じています。

3月／スマホの影響

スマホの影響　保護者に向けて

対象：保護者

目的：「スマートフォン、タブレット」が乳幼児に及ぼす悪影響を知る。

ねらい：「スマートフォン、タブレット」が成長にどのような悪影響を及ぼしているか知る

　　　　子どもとの関わり方を見直す、きっかけ作りになる

必要物品：おたより　CD

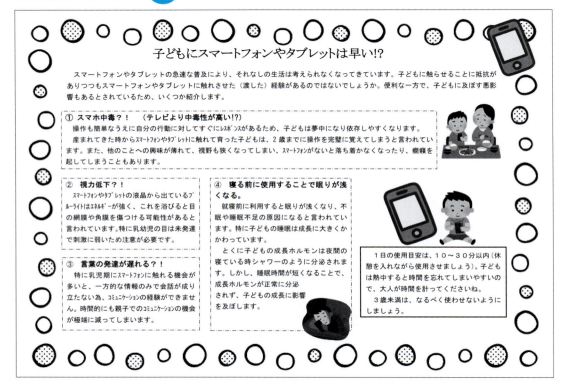

参考：日本小児連絡協議会からの提言

子どもとICT（スマートフォン・タブレット端末など）の問題についての提言

日本小児連絡協議会「子どもとICT～子どもたちの健やかな成長を願って～」委員会

https://www.jschild.med-all.net/Contents/private/cx3child/2015/007401/001/0001-0004.pdf

公益社団法人 日本小児科医会 子どもとメディア委員会

https://www.jpa-web.org/about/organization_chart/cm_committee.html

索引

【あ】
- アイパッチ … 144
- 仰向け … 49、50、126
- アクションカード … 129
- 朝ごはんのすすめ … 137
- 汗疹 … 23、153
- 暑さ指数 … 122
- 安全指導 … 22、86

【い】
- いかのおすし … 56
- いのちのはなし … 191
- いのちの部屋 … 192、194、196
- いのちの道 … 194、196
- 異物の除去 … 123、125、126
- 衣類の調節 … 22、24、27
- インフルエンザ … 152、156、162、163、164

【う】
- うがい … 71、72、73、75、94、130、150、152
- うつぶせ寝 … 49
- 運営計画 … 31
- うんち … 3、82、85、131、139、178

【え】
- 栄養士 … 3、22、31
- エネルギー … 137、166、198
- エプロンシアター … 34、36、60
- 絵本・紙芝居などの紹介 … 37
- 絵本を使っての健康教育 … 36

【お】
- 応急救護冊子 … 175
- 応急手当 … 123、125、127、129
- おしり … 186、189
- おちんちん … 36、82、189、190
- おとなのは … 111
- おへそ … 191、194、196
- おまた … 189
- 温度 … 122

【か】
- 介助 … 58、60、80
- 学習指導案 … 29
- 加湿 … 50
- かぜをひくしくみ … 149
- 家族構成 … 190
- 紙芝居 … 32
- がらがらうがい … 71、72、130、134
- からだの部位のなまえ … 185
- カルシウム … 166
- 監視員 … 127、128
- 感染症 … 3、121、130、135、136、154、163
- 感染性胃腸炎 … 154
- 感染予防 … 64、66、69、71、154、156、157、163

【き】
- 気道異物 … 125
- 気道の確保 … 123、124
- 救急蘇生法 … 48、129
- 胸骨圧迫 … 124、126
- 教材の作り方 … 32
- 胸部突き上げ … 126

【く】
- くしゃみ … 77、150、157、158、159、163

【け】

- ケガ ……………………… 171、177、185、187
- 血液 ……………………………… 166、171、174
- 血小板 ……………………………………… 174
- 下痢 ………………………………… 140、155
- 検眼眼鏡 …………………………………… 144
- げんきかるた ……………………… 30、44
- 健康教育 …………………………… 26、195
- 健康状態 ……………………… 49、120、130
- 研修 …………………………………… 48、49

【こ】

- 誤飲 ………………………………………… 175
- 声の大きさ ………………………………… 184
- 誤嚥 ………………………………… 123、126
- 5さいの歯みがき ……………… 109、110
- 骨盤 ………………………………………… 196
- 混合保育（異年齢保育）………………… 59

【さ】

- 災害時 ……………………………… 52、54
- 3さいの歯みがき ……………… 105、106
- 3色の食品 ………………………… 166、170

【し】

- 仕上げみがき ……………………………… 94
- ジェンダー ………………………………… 190
- 歯科健康診断 ……………………………… 22
- 子宮 ………………………………… 191、192、193
- 歯垢染め出し錠剤 ……………… 114、115
- 事故検証 …………………………………… 48
- 事故防止 ………………… 49、50、86、123、
  125、127、176
- 指示棒 ……………………………………… 144
- 事前調査用紙 …………………… 191、195
- 室温 ………………………………… 50、122
- 実施報告 …………………………………… 30
- 指導案 ……………………… 18、19、28、29、30
- 指導用歯ブラシ …………………………… 101
- 指標 ……………………… 122、144、145、148、149
- 遮眼子（器）……………………………… 144
- 就学時 ……………………………………… 29
- 受精卵 ……………………………… 191、192、193
- 出生時身長 ………………………………… 192
- 小学校の生活リズム ……………………… 177
- 消毒薬の作り方 …………………………… 155
- 職員研修の内容 …………………………… 48
- 食品分類 …………………………… 166、170
- 視力測定 …………………………… 144、147、148
- 視力表 ……………………………………… 147
- 人工呼吸 …………………………………… 124
- 滲出性の中耳炎 …………………………… 182
- 人体パネル ………………………………… 139
- 人体模型図 ………………………………… 189
- 新入園児 …………………………… 106、108、156
- 心肺蘇生 ………………… 123、124、125、126、127

【す】

- 睡眠時乳幼児呼吸モニター ……………… 48
- 睡眠時の事故予防 ………………………… 48
- 睡眠チェック表 …………………………… 48
- スキンケア ………………………… 152、153
- スマートフォン …………………………… 198
- スマホ中毒 ………………………………… 198
- スマホの影響 ……………………………… 198

【せ】

- 生活リズム ……………… 2、118、137、177、178
- 性教育 ……………………………………… 3
- 精子 ………………………………………… 195
- 生殖器 ……………………………………… 189
- 咳エチケット …………………………
  150、152、157、158、159、162
- 赤血球 ……………………………………… 172

【そ】
臓器エプロン … 139
造形 … 35
染め出し … 114

【た】
第一臼歯 … 108、110
体温調節機能 … 122
胎児 … 196
胎盤 … 196
他職種との連携 … 31
タブレット … 198
ダミー人形 … 123、125、127
タンパク質 … 166

【つ】
爪 … 130、132

【て】
手洗い … 58、60、62、64、66、69
手洗い歌 … 58、64、66、69
低身長 … 192
溺水 … 127、128

【と】
トイレの使い方 … 22、80、85

【な】
夏バテ … 121
軟骨 … 160

【に】
乳幼児突然死症候群 … 49

【ね】
熱中症 … 23、118、120、122
ねらいの設定 … 19、28、29
年間保健計画 … 22

年齢別　健康教育のねらい … 26

【の】
脳 … 166、187、188
脳のはたらき … 187、188

【は】
ばい菌虫めがね … 62、63
排尿 … 80
背部叩打 … 125、126
排便 … 80、85
排便人形 … 139
白血球 … 121、173
鼻 … 74、76、78、79
鼻汁 … 26
鼻のかみ方 … 74
鼻のかみ方の前に … 79
鼻水 … 66、74、75、77、152、162、163
パネルシアター … 33
パネルボード … 33
歯ブラシの持ち方 … 104
歯ブラシの約束 … 104
パペット … 100、102
歯みがき … 100、101、102、103、106、108、111、114
歯みがき指導 … 100、101、102、103、106、108、113
早寝・早起き … 121、136、138
パワーポイント … 34

【ひ】
ビタミン … 121、166
避難訓練 … 52、54、56
飛沫範囲 … 157
評価表 … 30

【ふ】
プール … 127、128、130、135

プールのおやくそく ……………………… 131
腹痛 ……………………………………… 60
ぶくぶくうがい
　　　　　　　71、73、94、103、106、108
腹部突き上げ …………………………… 125
冬の事故 ………………………………… 175
プラーク ………………………………… 114
プライベート・ゾーン ………… 36、189、190

【へ】
ペープサート ……………………………… 34
へその緒 ………………………………… 196

【ほ】
防災安全 …………………………… 52、54
防災ポーズ ……………………………… 54
保健室 …………………………………… 177
保健指導計画 …………………………… 26
ほけんだより ……………… 135、136、137、156
保湿 ……………………………………… 153
骨 ………………………………… 160、161、166

【ま】
魔法の水（ヨード水） ……………… 66、68

【み】
水の事故 …………………………… 23、127
耳 ……………………………… 74、76、180、183
耳のおやくそく ………………………… 181、182
耳の構造 ………………………………… 184

【む】
むし歯 ………………… 89、93、94、95、96

【め】
目 ………………………………………… 142
目の愛護デー …………………………… 143

【も】
模型の歯型 ………………… 103、106、108

【や】
役割プレート ………………… 125、127、128

【よ】
洋式便器 …………………………… 80、81
羊水 ……………………………………… 196
ヨード水（魔法の水） ……………… 66、68
予防接種 ………………………………… 162
4歳のはみがき …………………… 107、108

【ら】
ランドルト環視力測定表 ……………… 144
ランドルト環単独（字ひとつ）指標 ………
　　　　　　　　　　　　　　144、148

【ろ】
6歳臼歯（おとなのは） ……………… 111

【わ】
和式トイレのつかいかた ……………… 85
和式便器 ……………………… 80、81、83

【A】
AED ………………………… 48、124、129

【S】
SIDS …………………………… 49、50、51

【W】
WBGT（暑さ指数） …………………… 122

東京保育士会保健部会のご案内

　令和4年社会福祉施設等調査の概況結果[1]によりますと、全国の保育所等（保育所・幼保連携型認定こども園・保育所型認定こども園）における看護職の配置率は44.5％でした。過去10年で保育所看護職の配置は2倍となり、今後も増加が推測されます。一方で、保育園に配置されている看護職の多くは、ほとんどが1人配置です[2]。さらに、私立保育園の看護職は、地域の保育園看護職との連絡会等の情報交換の場が少ないのが現状です。

　保育園内で看護職として対応に困ったときや相談する医療職が身近にいないときは、保健部会に出席してみませんか？　日々の保健活動で生じた疑問を、情報交換を通して一緒に解決しましょう。他の保育園看護職や経験豊富な先輩保育園看護職から具体的なアドバイスを得ることができます。

　私たち保健部会は、主に東京の私立保育園の看護職が毎月1回集まり、情報交換とグループワークを中心に活動しています。また、年2回の講演会や施設見学も企画・運営しています。その他にもグループワークを通じて教材を作成したり、アンケート調査等をまとめて研究発表等も行い、保育園看護職としての自己研鑽の場となっています。

《保健部会の開催のご案内》
日　　時：毎月第2金曜日14:00～16:00　（8月はお休みです）
場　　所：事務局にお問い合わせください
参加費：東京保育士会会員無料／未会員　参加ごと2000円
部　　費：別途かかる場合がございます。詳しくは事務局へお問い合わせください。

【お問い合わせ　東京保育士会事務局】
　　171-0031　東京都豊島区目白3-13-20　DAIGOビル304号　（JR目白駅下車徒歩3分）
　　TEL　03(3953)8214　　Fax　03(3953)8279
　　受付時間　9：30～18：00
　　e-mail　　hoikushikai@rio.odn.ne.jp
　　ホームページ　　https://www.hoikushikai.com/

参考文献
1) 厚生労働省：令和4年社会福祉施設等調査の概況
　　https://www.mhlw.go.jp/toukei/saikin/hw/fukushi/22/dl/kekka-kihonhyou01.pdf
2) 社会福祉法人　日本保育協会：保育所の環境整備に関する調査研究報告書 －
　　平成21年度　保育所の人的環境としての看護師等の配置－
　　https://www.nippo.or.jp/Portals/0/images/research/kenkyu/h21kankyou1.pdf

東京保育士会(旧東社協保育士会)保健部会の主な活動

1980年6月13日	第1回の保健部会　25名の参加で最初の保健部会開催　保健計画や保健だより、プールの消毒や歯科検診など情報交換
1986年3月	『保育園の保健活動』第1刷発行（全国社会福祉協議会）
1988年	保育園での保健業務充実のためアンケート調査（東京都の公立・民間保育所の看護師の業務内容を把握）をし日本小児保健学会にて発表
1989年12月	『保健活動マニュアル』発行（東京都社会福祉協議会）
1990年	日本小児保健学会にて「保育園でのアレルギー除去食の取り組みについて」発表
1990年1月	第2回全国保育園保健研究大会にて「個人健康記録について」発表
1991年	日本保育園保健学会（札幌）にて「カウプ指数18以上の実態調査と保健指導について」発表　全国保母会研究大会（兵庫）にて第2報「保育園における乳幼児期の肥満について」発表
1992年	日本小児保健学会にて「保育園における肥満児と保健指導について」発表
1995年6月	『保育の中の保健指導』発行（筒井書房）
1996年	健康教育のパネルシアター（以下4点）を監修（有限会社アイ企画） 『ムッシバンをやっつけろ』（むし歯予防） 『いたずら魔女のとおせんぼ』（栄養指導） 『おなかのいたくなったゆうた』（手を洗おう） 『ヒューヒューとゼーゼーにきをつけろ』（かぜ予防）

『ムッシバンをやっつけろ』（むし歯予防）

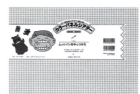

甘いものを食べ過ぎた後、
歯をみがかなかったひろしくんの
お口の中には歯のバイ菌がいっぱい！
虫歯のしくみと歯みがきの大切さをやさしく説明します。
歯みがき指導のポイント解説付きです。

月下和恵〔作〕
うつろあきこ〔絵〕
東社協保育士会保健部会〔監修〕
販売：有限会社アイ企画
　　　　〒161-0033　東京都新宿区下落合4-4-3山本ビル3F　TEL:0120-008-486

1997年3月	腸管出血性大腸菌O157感染症への園での対応についてアンケート調査実施
1998年1月	第9回保育園保健研究大会にて「腸管出血性大腸菌O157の対応について」発表

2000年1月	保健部会20周年記念事業として『保育園で今すぐ役立つ保健のしごと』発行
2001年7月〜8月	延長保育における補食について調査
2002年	第8回日本保育園保健学会にて「延長保育における補食について」発表・「保育と保健」第9巻第1号に研究論文として掲載
2003年4月1日〜2005年3月31日の2年間	園児の中耳炎の罹患状況について調査
2005年1〜3月と2006年6月	「看護職の勤務状況・業務内容・充実感や不安感について」アンケート調査を実施
2006年9月	第12回日本保育園保健学会にて「保育園看護職の業務実態調査 – アンケート結果より」発表。「保育と保健」第14巻第1号に研究論文として掲載
2007年1月	第18回全国保育園保健研究大会にて「子どもの中耳炎（中耳炎の実態調査と予防について）」発表
2008年4月1日〜7月31日の4ヵ月間	「保育中の体調不良と怪我への看護職の対応調査」実施
2009年1月	第20回全国保育園保健研究大会にて「保育中の体調不良と怪我への看護職の対応調査」第1報を発表
2009年10月	第15回日本保育園保健学会にて「保育中の体調不良と怪我への看護職の対応調査」第2報を発表
2009年11月	保育園の保健活動や看護職業務などについて、厚生労働省雇用均等・児童家庭局保育課と懇談。以後毎年、懇談を続けている
2011年7〜9月	タイムスタディによる保育園看護師の業務現状調査実施
2012年10月	第18回日本保育園保健学会にて「タイムスタディによる保育園看護師の業務現状調査」発表
2014年4月	『やるべきことがすぐわかる 今日から役立つ 保育園の保健のしごと』刊行
2015年7月	「保育と保健」第21巻・第2号に「タイムスタディによる保育園看護職師務の現状調査」特集レポート論文として掲載
2018年4月	改訂版『やるべきことがすぐわかる 今日から役立つ 保育園の保健のしごと』刊行
2020年4月〜2023年3月	新型コロナウイルス感染症対策のため、オンライン会議システムを用いて情報交換及び講演会を行う
2023年4月	オンラインまたは対面で、活動を行う

編集委員
須藤 佐知子	文京学院大学	（元エンゼル保育園）
宮前 尚子	大田区	丸子ベビー保育園
梶 咲子	府中市	このめ保育園
木原 恵子	杉並区	杉並さゆり保育園
小笠原 洋子	杉並区	杉並ゆりかご保育園
渡邉 久美	和洋女子大学	（元桃ケ丘さゆり保育園）
藤林 直美	北区	豊川保育園
石井 由美	八王子市	八王子ひまわり保育園
志賀 有希	武蔵野市	西久保保育園
伊藤 雅代	世田谷区	上用賀青い空保育園
松本 ゆかり	東村山市	つぼみ保育園
針谷 洋子	墨田区	向島ひまわり保育園
黒沢 直美	大田区	洗心保育園

編集顧問
羽室 俊子	元星の子保育園　保健師	
宮崎 博子	一般社団法人　全国保育園保健師看護師連絡会　理事	
堺 眞由美	杉並区	元よくふう保育園

本文イラスト／うつみちはる
（p57、72、73、75、76、77〜79、85、104、118、119、131〜134、146、
　150、151、168〜170、178、180、182、184、186、193）

（イラスト参考）『いきいき食育12か月　第3集　いただきます』
（健学社／2006年）
（p169）

超実践！　CD-ROM付き
「明日から」すぐに使える
保育園の健康教育

2019年4月3日　初版第1刷発行
2024年4月1日　初版第3刷発行

編者／『保育園の健康教育』編集委員会

発行人　小山朝史
発行所　株式会社赤ちゃんとママ社
　　　　〒160-0003　東京都新宿区四谷本塩町14-1
　　　　TEL：03-5367-6595（編集）
　　　　TEL：03-5367-6592（販売）
　　　　www.akamam.co.jp
　　　　振替：00160-8-43882
印刷／製本　シナノ書籍印刷株式会社

Printed in japan2019
乱丁・落丁はお取り替えいたします。無断転載・複写を禁じます。

ISBN978-4-87014-138-4　C3047

赤ちゃんとママ社の本

今日から役立つ
改訂版『保育園の保健のしごと』

やるべきことがすぐわかる

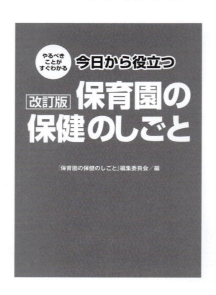

『保育園の保健のしごと』
B5判／272ページ
本体価格2300円＋税
編者・『保育園の保健のしごと』編集委員会

保育園の行事や生活にそった4月はじまりです。

1年を4期に分け、さらに「保護者対応」「職員指導」「健康教育」「健康管理」の4つのジャンルに分けることで、「今、何をするべきか」がすぐにわかり、はじめてでも、ひとりでも自信を持って保育園の保健活動にあたれます。

「年間保健計画」「保健総括」「ほけんだより」などのつくりかたがすぐわかる！

東京保育士会保健部会
（旧東社協保育士会）

保育園に勤務する看護職の情報交換やグループワーク、講演会等、看護職の自己研鑽の場として1980年に発足。保育園の保健業務や保健活動について調査し、学会発表も行っている。健康教育のためのパネルシアター監修のほか、著書に『保育園の保健活動』（全国社会福祉協議会）、『保健活動マニュアル』（東京都社会福祉協議会）、『保育の中の保健指導』（筒井書房）などがある。
https://www.hoikushikai.com/

お問合せ先：株式会社赤ちゃんとママ社　TEL 03-5367-6592（販売）　http://shop.akamama.co.jp（通販ショップ イクジストモール）